医隐

伤寒易玄

紫极 著

长江出版社
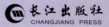
CHANGJIANG PRESS

内容提要

《伤寒易玄》为紫极先生所著《医隐》系列的第一部，是对中医四大经典之一《伤寒论》的精解，也是道门隐传上古中医的首次公开显世。

作者以近似于白话的浅近文言，揭示出传统经典字里行间的无穷奥妙，蕴含着古代医家深邃的智慧。本书义理虽深，措辞唯浅，以当代人易于理解的词汇和概念，渐进解说，层层深入，别家含混模糊之处亦让人豁然雾解，对于现有《伤寒论》的研究与实践，不仅是一个难得的补充，更提出了新的视角，值得大力深入研究。

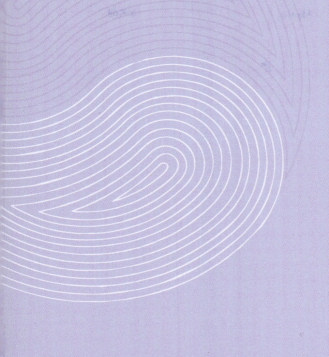

细思善字意甚深，慎言敏事效古人。

规己宜了浮华性，清幽自重学贤真。

——紫极师训

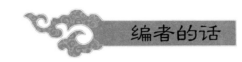

编者的话

　　张仲景，东汉末年著名医学家，中国传统中医学的集大成者和代表人物，历代医家对其著作《伤寒杂病论》推崇备至。《伤寒杂病论》以辨六经病脉证和治疗为主体，不仅是中国医学史上现存最早的完整系统的临床医学著作，中国历代医家必读之书，而且还广泛流传到海外。《伤寒杂病论》在流传的过程中，经后人整理编纂，将其中外感病包括瘟疫的内容结集为《伤寒论》，另一部分主要论述内科杂病，名为《金匮要略方论》。

　　伤寒课程是当代中医院校开设的主要基础课程之一，《伤寒论》也是习医、执医终生必读的基本典籍。《伤寒论》问世以来，研究注释者不下五百家，研究人才辈出，论著繁多。如何去伪存真，是当代医家和中医学子面临的严肃问题。

　　近几十年来，虽然生活水平逐渐提高，现代科技与医学日益发展，人们却发现疾病并没有减少，各种大病、怪病反而有越来越多的趋势。在现代医院不能满足人们对健康的需求时，人们开始思索"求医不如求己"的问题。养生之余，也有很多中医爱好者希望能小病自己解决，找来中医院校的教材研读，却感觉不得其门而入；有的从《伤寒论》入手，但由于今人的文言文及古代文化基础相对薄弱，对《伤寒论》的理解有时借助注释仍然有一定困难，更不用说从一定高度整体把握其意旨并运用于己身。

另外，近几年社会上还出现了中医存废之争，归根结底还是我国的民族医学没有普遍显示出人们期待的、应该产生的疗效。第二届国医大师李今庸教授曾就中医教育问题撰写了一份建言，上呈教育部。文中，他语重心长地提出了一个让人尴尬的事实：如今培养的大批医学硕士生、博士生不会看病。"我认为这不是学生出了问题，而是我们的中医教育出了问题。"很多有识之士开始反思，如何向传统师承中医借鉴经验，社会上的人们，特别是广大中医爱好者，对民间的传承也呈现出越来越重视与欢迎的态度。

虽然"中医在民间"的说法不绝于耳，人们依然困惑于自己找不到高人，中医的神效便止步于传说与"经验医学"。而回头重新审视古代经典，在伤寒领域略有研究的人士已经惊奇地发现，伤寒方的"效如桴鼓"并不罕见，也无神奇之处，反而是常态，倘若掌握了其中的精髓，能做到"覆杯即愈"的不乏其人，中华古典文化爱好者们因而重拾对传统经典的信心——"言不可治者，未得其术也"。习近平主席曾把中医药学比喻为"打开中华文明宝库的钥匙"，认为"深入研究和科学总结中医药学对丰富世界医学事业、推进生命科学研究具有积极意义"。而孜孜不倦研习传统医学经典的人们，显然对这一点深表赞同。

紫极《伤寒易玄》的初稿（以及文集《医易玄经》），在网络上流传已数年，一脉相传的中医药上古师承，未经后世的流变、走偏，保存与弘扬了中华古典文化，已有很多网友从中重新找回了对华夏文明的自信。在紫极医道的追随与践行者中，很多虽为非专业的爱好者，但经过对传统医理的整体认知和一段时间的钻研，遇到一些常见的伤寒病症，也可以很快抓住病机，为亲朋好友迅速解决病痛，

"一剂知二剂已"，用实践证明了感冒治与不治都要七天才能自愈的当代医学"常识"并不确切。而其中不少中医从业者甚至包括主任医师，进一步学习《伤寒易玄》后，医术精进自不待言，诊室前门庭若市，可见系统而完备的中医基本理论的重要。倘若有更多的专业人士来传承与研习传统医道，可以成就多少良医。

作者理科出身，擅长运用现代科学的原理与词汇解说传统中医思维，此次经过修订、增补，正式出版的《伤寒易玄》，为紫极先生所著《医隐》系列的第一部，是对中医四大经典之一《伤寒论》的精解，也是道门隐传上古中医的首次公开显世。本书深入浅出，便于读者从伤寒开始，窥一斑而见全豹，并随着今后其他多部著作的出版，渐进钻研，次第深入，逐渐对传统中医理论的各个方面融会贯通，描绘出各自心中完整的古中医蓝图。

本版伤寒原文，为紫极先生师门秘授，本为历代隐传，今逢盛世，获紫极先生首肯，得以公开出版。作者所引《伤寒论》条文及方论，出自师传秘本，出版者仅对文字、标点错讹的部分加以校改，原文不作变动；汤方及标点校勘参照了今诸种在版版本。本书与其他版本不同之处，概以紫极师门一脉所传为圭臬，不作繁琐考证，竭力保存道家传承原貌，以便学界研考，相信读者自能鉴别。本书对经典解析的深度及广度，远非单纯的注解所能及，特别是对一些条文与方剂之间的内在联系、相似及区别之处的精到解说，对辨明病机有着绝佳的启示。有时本书与其他通行的伤寒版本仅仅只是"阴""阳"二字的差异，便颠覆许多成见，释解诸多疑难，足以令人揣摩良久，或可谓"知其要者，一言而终"，读者若能前后相参，必有所得。即使是非中医专业的读者，经过对本书的反复研读，也能掌握基本的伤寒理论。

　　原稿药方后的"右×味"，依简体横排阅读习惯，改为"上×味"。原条文中少数繁体字、异体字、通假字如"蘖""蚘""矢"等，以及已通用又无简化字的"鞕""疿""裩"等字未改，因有详细阐释，不致误读，所以尽量保留。为方便读者查阅，书眉特意加上了该页最后一个方剂名，书后也附上了方剂笔画索引。

　　"道医"乃中医之本源与正宗，在当今传统医学式微的时代，紫极先生传承的道医所延续的古代文化精华，对经典直指无碍的解读，是中华民族最原始的文化遗产，愈发显得珍贵，也愈发值得发掘、保护与弘扬。因此殚精竭虑，精雕细琢，以飨读者。

编　　者

丙申年春

《伤寒论》原序

论曰：余每览越人入虢之诊，望齐侯之色，未尝不慨然叹其才秀也。怪当今居世之士，曾不留神医药，精究方术，上以疗君亲之疾，下以救贫贱之厄，中以保身长全，以养其生，但竞逐荣势，企踵权豪，孜孜汲汲，惟名利是务，崇饰其末，忽弃其本，华其外而悴其内，皮之不存，毛将安附焉？卒然遭邪风之气，婴非常之疾，患及祸至，而方震栗，降志屈节，钦望巫祝，告穷归天，束手受败。赍百年之寿命，持至贵之重器，委付凡医，恣其所措。咄嗟呜呼！厥身已毙，神明消灭，变为异物，幽潜重泉，徒为啼泣。痛夫！举世昏迷，莫能觉悟，不惜其命。若是轻生，彼何荣势之云哉？而进不能爱人知人，退不能爱身知己，遇灾值祸，身居厄地，蒙蒙昧昧，蠢若游魂。哀乎！趋世之士，驰竞浮华，不固根本，忘躯徇物，危若冰谷，至于是也！

余宗族素多，向余二百。建安纪年以来，犹未十稔，其死亡者，三分有二，伤寒十居其七。感往昔之沦丧，伤横夭之莫救，乃勤求古训，博采众方，撰用《素问》《九卷》《八十一难》《阴阳大论》《胎胪药录》并平脉辨证，为《伤寒杂病论》，合十六卷。虽未能尽愈诸病，庶可以见病知源。若能寻余所集，思过半矣。

夫天布五行，以运万类，人禀五常，以有五脏，经络府俞，阴阳会通，玄冥幽微，变化难极。自非才高识妙，岂能探其理致哉！上古有神农、黄帝、岐伯、伯高、雷公、少俞、少师、仲文，中世有长桑、扁鹊，汉有公乘阳庆及仓公，下此以往，未之闻也。观今之医，不念思求经旨，以演其所知；各承家技，始终顺旧。省疾问病，务在口给；相对斯须，便处汤药；按寸不及尺，握手不及足；人迎趺阳，三部不参；动数发息，不满五十；短期未知决诊，九候曾无仿佛；明堂阙庭，尽不见察，所谓窥管而已。夫欲视死别生，实为难矣！

孔子云：生而知之者上，学则亚之。多闻博识，知之次也。余宿尚方术，请事斯语。

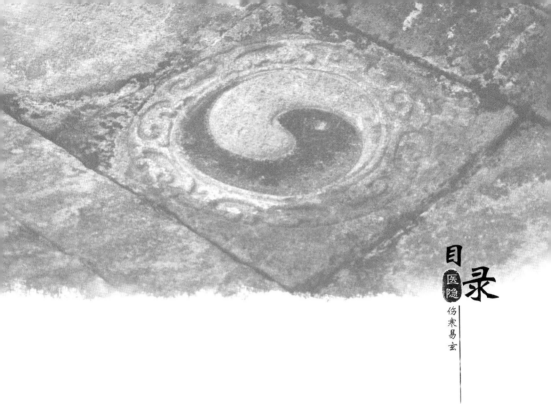

目录 医隐 伤寒易玄

辨太阳病脉证并治法 / 001

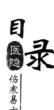

辨太阳病脉证并治法

紫极曰 人身本太极太极有阴阳阳强
分为六经其自表至里为太阳阳明
少阳太阴少阴厥阴经者道也六经
代表六個通道内经中谓之玄府

1. 太阳之为病，脉浮，头项强痛而恶寒。

曰：人身本太极，太极有阴阳，强分为六经，其自表至里为太阳、阳明、少阳、太阴、少阴、厥阴。经者道也，六经代表六个通道，《内经》中谓之玄府。

太阳玄府为人身最外层次，含表皮、上呼吸通道、膀胱气化等。阳明玄府为人身最内层，从口腔至肛门的一条大管道，《伤寒论》中统称为胃。少阳玄府为人身气津运行之管道，含脏腑、胸胁肠系、膈、腠理等。太阴玄府为人身体液之通道，含人身体液、淋巴系统。少阴玄府为人身之血液通道，含心与命门、血管等。厥阴玄府为人身之精化之道，含五脏之精、心包、精宫、男女生殖系统。六经之上，为气神之道路，含经络穴位、心脑髓海等，不在伤寒之列。

凡六淫之邪犯表而入内者，首当伤及太阳寒水经，故曰伤寒。寒主收引，引闭玄府，太阳蓄能，则必有太阳之证，证之所合谓之病。伤寒非真有寒气为邪入体，实为人身受外邪所干之应激反应，身体防御机制启动过激而不能恢复常态所致。玄府变形不得恢复常态，谓之玄府蓄能。太阳玄府蓄能则汗孔闭塞，身体不能正常散热，故有发热之证。寒邪只为诱因，而病起已非寒邪，故《内经》云：今夫热病者，皆伤寒之类也。

伤太阳而所得之病，太阳蓄能在表，故脉浮；头为诸阳之首，为玄府收引所干，头项强痛。太阳蓄能而玄府闭塞，玄府开阖已非常态，人神感知玄府收缩，故而恶寒。人身之感觉，乃为人神之感触而知。人身常态之时，人神舒展，故而身心舒畅。若玄府变形为非常态，则人神感知为异样，即现出种种证。蓄能在外时，则脉随人身之应，故脉浮；蓄能在内时，则脉沉。玄府大开过常，则人神觉热；若玄府收引，则人神觉寒。人身现种种不适之感，皆人神所感而出，非自然温度寒热。

内者为阴，外者为阳，阳者为气，阴者为血，气血者皆水也。人身运行之液与脉中之血，以为气血。人身之生理，气血有常道，舒展而畅乃为常人，无所不适。若气血不展，郁而不通，则有所病处而势变，人神之所感，皆感其势也。故有酸痛麻等，皆势之不同也。若以常态为衡，则痛为正势，酸为负势，正势为实，负势为虚。故之曰，凡非常之触，皆势之别也。伤于寒，气化不通，郁于头项，感其势则强痛不止。势，能量所出之压力也。伤寒之时玄府闭塞，愈寒则玄府愈紧闭，而其势增，故恶寒而强痛。

2. 太阳病，发热，汗出，恶风，脉缓者，名为中风。

紫极曰：两精相搏谓之神，凡有所病，必主客相搏，主者人之正，客者邪之淫。客气侵犯主体，则主体必应激而为之，若主体应激反应超过自控之范围，身体器官形变则不能恢复如常，人即为病。客体为因，使主体应激而形变，主体形变之后，客体环境若已改变，则客体已去。主体形变待客体去而恢复常态，则人不病。若形变过激而不能归常，则人病矣。观何谓寒，何谓风，客体作用主体而形变，则太阳蓄能，能量有趋势。若能量使玄府有收缩之势而不得反弹，即玄府收缩紧而不得开，此即谓之寒。若玄府闭后，因体内热量向外冲击，使玄府暂开散热，而后因散热后体内热量减少，太阳蓄能使玄府复闭，周而复始，即玄府开开阖阖，此谓之风。寒者引也，风者动也。

知人身之本，本于精，精者，阴也，精在体内收藏，同时燃烧释放热能供正常生理活动，此谓之：阴者，藏精而起亟也。若起亟收藏均衡，可供日常生理活动之需要，命曰常人。若起亟之势强，燃烧释放之热大于日常生理活动需要，则谓之相火不藏，若内有相火者，因伤其太阳，玄府感寒则闭，闭则郁热，因相火故，郁热势增则冲开玄府而汗出，热随汗出则发热不甚，因太阳受寒蓄能，热减后而玄府复闭，又将蓄热。如是开开阖阖，则谓中风。风者，小寒邪也。因相火不收藏故，见风则玄府欲闭而内相火冲之，故恶风，势随汗出则脉缓。中风者，乃津液未甚伤时之温病初起，因相火之故也。伤寒温病之别在于相火。故中风虽为温病，因津液未甚伤，故口中和而不渴。

　　伤寒温病之辨，辨在相火。伤寒无汗发热而口中和，温病有汗发热，津未甚伤时口不渴，若伤津则汗出发热而口渴。此仲圣伤寒之意，非后世所谓温病派之论也。

3. 太阳病，或已发热，或未发热，必恶寒，体痛，呕逆，脉阴阳俱紧者，名曰伤寒。

紫极曰：观热能之散，人所处之道中，因于三，曰辐射，曰传导，曰对流。人身热能向外辐射，为体温之表现。身触寒凉而知觉，谓之传导。传导之热散在表皮，辐射之热常微。观人身散热途径之著，唯体内津液运行，将人身生化之热随汗而散。若天寒之时，玄府闭阖以守热量，若天热之时，则玄府开而汗泄，热随汗走。故人身调节体温之重者，唯对流汗出一途。

　　太阳感寒之时，若常人相火生发平衡，外感风寒之时则玄府闭，闭则内有郁热，因体内无相火过度生发之助，短期内虽玄府闭而郁热未足以发热，故未发热。闭久则热聚，故已发热。因玄府紧闭，人神感玄府闭阖已非常态，故恶寒。

虽已发热，而人觉寒，故物理温度之发热，与人神所感之恶寒，无直接关系。若要不恶寒，则玄府必须为常态。若要不发热，则玄府必须可散郁聚之热。若热郁不得出，体内因热压过于常态，故体痛。热不得自表玄府而散，必内冲胃肠玄府，热聚胃肠，气机上冲则呕逆。太阳蓄能在表，故脉浮；寒主收引，故脉紧。此太阳伤寒初感之时证，玄府收缩郁热不甚则未发热，郁久热甚则已发热，伤寒之脉，脉之寸为阳，尺为阴，阴阳俱紧者也。

4. 伤寒一日，太阳受之，脉静者，为不传也；若脉数急者，为传也。

紫极曰：伤寒一日者，受病之初也，若脉静则太阳玄府蓄能轻微，郁热之势轻，不久则玄府开阖正常，此谓病不传内。若脉数急，太阳蓄能甚也，玄府闭而不开，生化热不得泄，则热势增，必当传为里。

5. 伤寒二三日，阳明、少阳证不见者，为不传也；颇欲吐，若躁烦者，为传也。

紫极曰：伤寒一日则玄府闭而生化郁热不得出，二三日郁热增加。若阳明少阳经气足，而不见阳明少阳证，为热势不足以传内，此为不传。若郁热势增，太阳玄府闭热不得出，则内冲胃肠，热自胃肠上冲而欲吐，热郁于内则躁烦，此为郁热势增，为传也。阳明证热而躁烦，少阳证往来寒热恶心欲吐。

6. 太阳病，发热而渴，不恶寒者，为温病。

紫极曰：伤寒温病之辨，主在相火，伤寒为体内生化热起亟正常，寒伤太阳而玄府闭阖，体内郁热所致。若生化热起亟太过，此谓相火不藏，平素体内生化之热起亟常盛，因热故，体内津液已伤，若此时太阳玄府受寒，初之时太阳玄府闭阖，因体内生化热起亟太过，不久则郁热之力便冲开太阳玄府而汗出，汗出则津更伤，热随汗出则体内热压减少。因太阳蓄能仍在，当体内热压减小之后，太阳蓄能又将玄府闭阖，继续郁热。太阳玄府闭而发热，郁热后太阳玄府开，热随汗减而玄府复闭，此过程便谓之风，曰风开启玄府。若体内相火炽盛，玄府虽开，热随汗走而热不减，玄府受热压故一直常开，则此时不恶寒而反恶热，汗出津伤则口渴，此则温病。温病与伤寒，皆太阳寒水经伤于客体寒邪，而主体辨在相火生化之热，精收藏则病伤寒，不藏则病温病。

7. 若自汗出，身灼热者，名曰风温。

紫极曰：因体内相火不收藏，精起亟过速，生化热炽盛致玄府开启而汗流，热不随汗减故，名曰风温。

8. 风温为病，脉阴阳俱浮，汗自出，身重，多眠睡，息必鼾，言语难出。若发汗者，小便不利；若被下者，直视，失溲；若被火者，微发黄色，剧则如惊痫，时瘛疭；若火熏之，一逆尚引日，再逆促命期。

紫极曰：风温为病，玄府形变太阳，相火不藏，生化之热生发过度，外发而津液伤，热透于外则脉阴阳尺寸俱浮，汗自出，热不随汗减，津液伤则脾精亏，身体重。汗血同源，血随津亏则神不足，心精亏则多眠睡，肺精亏则息必鼾，语无力。肝精伤则筋缩角弓反张，此为热动生风。肾精亏则小便少而黄，甚则小便滴无。

　　津液已伤则当补津而收藏相火，相火起亟正常则津液自生，此谓正治。若见风温更发其汗，津液亏无，水液无源，肾津亏甚，小便必不利。津亏则肠无以润，医者见其便秘而攻下，则津亏更甚，以至肝血不足，其目直视，目不可转，肝主疏泄，小便不禁。若加以火攻，则火攻入血中，火力虽小，内攻有力，身色发黄，其甚则神惊痫，血不养筋则瘈疭（注：筋急挛缩，抽掣）。若以火熏之，则津液丧失重而现危证。故可知温病者，当以收敛相火，保津为要。汗、吐、下、火之法，则不得其要，一逆则难治，再逆则催命。

9.病有发热恶寒者，发于阳也；无热恶寒者，发于阴也。发于阳者七日愈，发于阴者六日愈，以阳数七、阴数六故也。

　　紫极曰：玄府闭阖，生化热郁则发热，太阳玄府形变内缩闭阖则恶寒。因有恶寒，知太阳玄府已闭。所谓发于阳者，三阳经也，发于阴者，三阴经也。太阳玄府闭，郁热起而发热，谓之发于阳也。若生化不足，则虽恶寒而不见发热，谓之发于阴也。

　　所谓七日愈者，七日内愈也，六日愈者，六日之内愈也。凡病之所中，皆主客相搏，主者，体质也，客者，六淫也。因体质之异，所发病而现不同。邪之所凑，其气必虚，所谓传经者，必因其经气虚。阳经欲解之时在日昼，阴经欲解之时在夜半。发于阳经，六日传遍至第七日日中而愈，发于阴经，六日传遍夜半可愈，七日醒来病若失。故曰发于阳者七日，发于阴者六日。

10. 太阳病，头痛至七日以上自愈者，以行其经尽故也，若欲作再经者，针足阳明，使经不传则愈。

紫极曰：六淫伤人，精者人之本，所谓传经者，病随经传也。病者，人身六经蓄能而使玄府产生形变之谓也。人身分作六经，六经者，首太阳，终厥阴，六日行遍，七日来复，所谓六经之行者，精气之所运转也。六经之有所虚，则形变蓄能必随经而传，若精气足以抗邪，则病必不传。故伤于寒者，若其他五经精气甚足，则一日在太阳，六日亦皆可以在太阳。一日在太阳，若少阳经气虚，则三日可传至少阳。太阳病，头痛至七日，精气之运转七日来复回太阳，精气足以敌邪，则病自愈，以其经行尽故也。若七日来复，病仍未愈者，当补阳明之气，壮土以养卫气，使经不再传。

11. 太阳病欲解时，从巳至未上。

紫极曰：天人相感，太阳者阳气，巳至未上，阳气最盛之时，以助太阳之势，而病欲解。若病未愈，则必加重也。故欲解时，亦可为病重时。

12. 风家，表解而不了了者，十二日愈。

紫极曰：风家，其相火虽不藏也微弱，津液伤之不甚，表解以待津复，七日回太阳，十二日至厥阴津液回而愈。

13. 病人身大热，反欲近衣者，热在皮肤，寒在骨髓也；

14. 身大寒，反不欲近衣者，寒在皮肤，热在骨髓也。

紫极曰：病有真寒，有真热，有真寒假热，有真热假寒。以证而辨之。身大热而欲近衣，此阳气亢于外而精气不足，内寒而外热，假热而真寒。身大寒而不欲近衣，为玄府郁之太过而气不得散，真热而假寒。正者顺治，假者从治，真寒假热不远热，假以寒而治之。真热假寒不远寒，假以热治之。

15. 太阳中风，阳浮而阴弱，阳浮者热自发，阴弱者汗自出，啬啬恶寒，淅淅恶风，翕翕发热，鼻鸣，干呕者，桂枝汤主之。

紫极曰：太阳中风为温病初起，此时虽相火不收藏，但尚未灼伤津液，口中自和而未见渴。因受风寒故，太阳玄府闭而恶寒。因相火不收故，闭而郁热，冲破玄府而汗出，发热则脉浮。阳浮者发热，阴弱者津亏，阳者寸脉，阴者尺脉。发热汗出恶风寒，虽发热，因有汗出而不甚。玄府开而惧风寒之袭表，阴阳同病，相火上冲而鼻不通畅，涕泗流，干呕，桂枝汤主之。桂枝为桂树枝条，其善疏展，补中益气，解肌；白芍缓行以敛相火，收敛肝气，补其津液；生姜甘草大枣滋阴而四布于身。相火收风寒气除津液生则病愈。

❦ 桂枝汤方 ❧

桂枝三两（去皮）　芍药三两　甘草二两（炙）　生姜三两（切）　大枣十二枚（擘）

上五味，㕮咀三味，以水七升，微火煮取三升，去滓，适寒温，服一升。服已须臾，歠热稀粥一升余，以助药力，温覆令一时许，遍身漐漐，微似有汗者益佳，不可令如水流漓，病必不除。若一服汗出病差，停后服，不必尽剂。若不汗，更服依前法。又不汗，后服小促其间，半日许，令三服尽。若病重者，一日一夜服，周时观之。服一剂尽，病证犹在者，更作服。若不汗出，乃服至二三剂。禁生冷、黏滑、肉面、五辛、酒酪、臭恶等物。

紫极曰：中风为温病之轻证，相火已起而津液未伤，当急以收敛相火生津为要。人身天机自动，天道自然。相火敛阳气复而机能自恢复，故治病法要，以调节此平衡，以待自动。

桂枝汤行云布雨之用，收敛相火而有雨露之施。桂枝甘草相合而行阳，行阳者，阳化气也，自阴而出于阳，凡阳化气不足者皆可以使之化气而出。芍药甘草相合而行阴，行阴者，阴成形也，自阳而收敛于阴。外者为阳，内者为阴，凡自内而行于外者，自心而行于四肢之末者，皆为行阳，凡自外而行于内者，自四肢而归于心者，皆为行阴。桂枝甘草配枳实开利，此为磨盘汤，可强心胃之阳。芍药甘草附子以温血，此为去杖汤，可化瘀血之阴。桂枝汤为阴阳调和之剂，乃伤寒第一方，知其意则诸方毕。

汉一斤为十六两，约今 256 克，一两约 16 克。桂枝汤方义以分作三服，每服约 16 克，即一两之量。伤寒之量，以一两为基数作每服，随证加减。今可简化伤寒之量，凡两皆作 5 克，桂枝三两即 15 克，作汤后顿服，此为一服，煮二煎顿服作二服，弃药渣不用，此为一剂之量。

补津之大要：

甘草大枣补中益气，以生津液，借生姜之力四布于身，此津液之微补也。芍药收敛相火，敛血入肝，借甘草酸甘化阴，以补脾精，借桂枝之力云雨于身，此津液之中补也。人参大补真元，守其中气，补津液在脏腑之阴，黄芪养气而行于身，补津液行于四肢之阳也。干地黄津液之本，山茱萸酸敛入肾水，此津液之强补也。地黄强补津液以茯苓行水而助，若以水灌溉，人参大补津液以石膏辛凉而降，若大雨滂沱。芍药中补津液借桂枝辛散，如小雨润物。甘草大枣生津以生姜之助，若露水之湿。

凡伤寒论中所用人参者，皆党参之用。

16. 太阳病，头痛，发热，汗出，恶风者，桂枝汤主之。

紫极曰：太阳中风，汗出恶风，太阳伤寒，无汗恶寒，此之别也。见此证，则用桂枝汤。

17. 太阳病，项背强几几，汗出，恶风者，桂枝加葛根汤主之。

紫极曰：项背者，督脉之运转，水液自肾而受小肠之热蒸腾，顺太阳督脉而上，过背而入于头项，项后乃调节水汽热量之处。若汗出恶风，此为太阳中风，若项背强几几，则津液不足，葛根者，起阴气，气化水阴而升腾，以助津液之升，则项背强可去。

桂枝加葛根汤方

葛根四两　桂枝三两（去皮）　芍药三两　生姜三两（切）　甘草二两（炙）　大枣十二枚（擘）

上六味，以水一斗，先煮葛根，减二升，去上沫，内诸药，煮取三升，去滓。温服一升，覆取微似汗，不须歠粥，余如桂枝法将息及禁忌。

紫极曰：以桂枝汤三两为基数，每服一两。葛根起阴气为君，其用为四两。伤寒之药量，以三两为基，按比例而行。

18. 太阳病，下之后，其气上冲者，可与桂枝汤，用前法；若不上冲者，不可与之。

紫极曰：太阳病在表，凡见表证者首当解表，若医者攻下，则腹压必减，玄府形变之蓄能，必随气内陷，或为结胸，或为痞证，或为藏结。若脏腑正气仍足，使内陷之蓄能不足以结内，虽下后蓄能入里，正气仍欲鼓动外出，此时则气上冲，仍当以桂枝汤助其阴阳，发邪于外，见汗仍可解之。若其气不上冲者，邪已入里，知见何证，以证治之。

19. 太阳病，三日，以发汗，若吐、若下、若温针，仍不解者，此为坏病，桂枝不中与也，观其脉证，知犯何逆，随证治之。

紫极曰：太阳病在表，三日或仍在太阳，或传少阳，无论太阳至少阳，邪皆在阳，当以发汗。若医者以吐下之法，或用温针逼汗，此当为误治，病仍不解，此为坏病。所谓坏病者，医者之咎也，桂枝汤不中与也。当知犯何逆，随证治之。

20. 桂枝汤本为解肌，若其人脉浮紧，发热，汗不出者，不可与也；当须识此，勿令误也。

紫极曰：桂枝汤，温病之轻证，调和阴阳第一方，其证汗出恶风，脉浮缓；若脉浮紧，发热汗不出，此太阳伤寒，麻黄汤证，不可与桂枝汤，此为常识，不可有误。若麻黄汤证而与桂枝汤，因有芍药之收敛，桂枝只为解肌而设，解肌于内脏至皮肤之分肉间，太阳玄府因寒而闭，用桂枝汤只为解肌，太阳玄府不开而助其内热，则动其血，或为衄证。桂枝汤证亦不可用麻黄，此亦常识，若桂枝汤证汗出，玄府本已开，若用麻黄汤复开其表，则汗流不止而亡阳。

21. 若酒客病，不可与桂枝汤；得汤则呕，以酒客不喜甘故也。

（紫极）曰：酒客者好酒，酒为湿热，常好酒者则内生湿热，湿为阴邪，热为阳邪，热欲外出而湿引之，湿欲下行而热牵之，则体内湿热胶着，难解难分。伤寒闭玄府在表，不可以用桂枝汤，湿热胶着，闭合于肌，亦不可以用桂枝汤。内经十三方中以泽泻术散治酒客之湿热。酒客内热常在，不易伤于寒，若得太阳病发热汗出，治以白虎加术汤；若无汗发热，以白虎加葛根汤；若发热下利，以葛根芩连汤。

22. 若喘家作，桂枝汤加厚朴、杏子佳。

（紫极）曰：喘家本肺气不利，常喘咳而振，以振荡肺气而驱邪，因肺脏久动，久则相火不收藏而津液亏，若复伤于太阳，因津液不足故，不宜开玄府而解表，故见喘家太阳病，治同津伤者，以桂枝汤加厚朴杏子调治。杏子润肺阴，利肺气，可转肺液行于心；厚朴降气宽肠气，可转脾液入于胃。厚朴杏子相须使用，为肺与大肠表里之药相连接。若咳久而中风者，亦以此汤为善。

23. 凡吐家，服桂枝汤，其后必吐脓血也。

（紫极）曰：少阳病愠愠欲吐，吐家气上逆，其在少阳，本不当服桂枝汤，当以柴胡汤降其少阳，今服桂枝汤，使少阳郁热，伤其脾胃，必吐脓血。

24. 太阳病，发汗，遂漏不止，其人恶风，小便难，四肢微急，难以屈伸者，桂枝加附子汤主之。

◈ 桂枝加附子汤方 ◈

桂枝三两（去皮）　芍药三两　甘草三两（炙）　生姜三两（切）　大枣十二枚（擘）　附子一枚（炮，去皮，破八片）

上六味，以水七升，煮取三升，去滓，温服一升。本云：桂枝汤，今加附子。将息如前法。

紫极曰：太阳病发汗太过，以致玄府开而不闭，其汗出不止，热随汗走而内寒生，故而恶风，津液随汗而去，小便不足，血虚无以养筋，则四肢微急，难以屈伸。桂枝汤调和阴阳，振阳气，滋阴气，敛相火，生津液。附子之用法，炮附子敛表阳，使其阳盛而表固，阳不外出则阳足；生附子破阴寒，破其阴盛则生化起。生炮附子之作用，皆可壮其阳，炮者在守阳，生者在起阴。今汗出不止而表虚，当用炮附子固其阳。

25. 太阳病，下之后，脉促、胸满者，桂枝去芍药汤主之；若微恶寒者，桂枝去芍药加附子汤主之。

◈ 桂枝去芍药汤方 ◈

桂枝三两（去皮）　甘草二两（炙）　生姜三两（切）　大枣十二枚（擘）

上四味，以水七升，煮取三升，去滓，温服一升。本云：桂枝汤，今去芍药，将息如前法。

◈ 桂枝去芍药加附子汤方 ◈

桂枝三两（去皮）　甘草二两（炙）　生姜三两（切）　大枣

十二枚（擘）　附子一枚（炮，去皮，破八片）

上五味，以水七升，煮取三升，去滓，温服一升。本云：桂枝汤，今去芍药加附子。将息如前法。

紫极曰：太阳病本当解表，今表未解而下之，太阳蓄能则陷下，若邪未结胸，则聚于胸中而胸满，正气欲解形变外出则脉促。此条较上条"太阳病，下之后，其气上冲者，可与桂枝汤"之太阳蓄能为强，而正气仍足以解形变之力量，故而当振其阳气，使邪仍从表解。若太阳蓄能更强，超过身体正气自愈之能力，使内部发生形变之时，当为结胸之证。若有微恶寒者，此表气虚，当加炮附子以固表。

若下之后，或气上冲者，正大于邪，可自发而拒邪外出，当以桂枝汤调和阴阳而助其气。若下之后，气不上冲，唯脉促而胸满者，阳气较蓄能之邪气为不足，当振其阳气，去芍药。若蓄能远超正气，则成结胸或痞证。凡有胸满之候，此为阴聚，皆不得用芍药。此芍药之禁忌。

26. 太阳病，得之八九日，如疟状，发热、恶寒、热多、寒少，其人不呕，圊便欲自可，一日二三度发。脉微缓者，为欲愈也；脉微而恶寒者，此阴阳俱虚，不可更发汗，更下，更吐也。面色反有热色者，未欲解也，以其不能得小汗出，身必痒，宜桂枝麻黄各半汤。

桂枝麻黄各半汤方

桂枝一两十六铢（去皮）　芍药　生姜（切）　甘草（炙）　麻黄（去节）各一两　大枣四枚（擘）　杏仁二十四枚（汤浸，去皮尖及两仁者）

上七味，以水五升，先煮麻黄一二沸，去上沫，内诸药，煮取一升八合，去滓，温服六合。本云：桂枝汤三合，麻黄汤三合，并为六合，顿服。将息如上法。

紫极曰：太阳病如疟，寒热往来，若热多寒少，则阳气盛于阴，即生化热聚于内部，必内攻胃肠，发为呕吐，呕本少阳，其人未曾呕，则不在少阳。大便自调，脉微缓则胃气复，此为欲愈。若脉微则津不足阴气虚，恶寒甚则阳气虚，此为阴阳俱虚，不可以汗吐下。头为诸阳之首，若面色反有热色，此为阳气微复，而身恶寒，此太阳玄府形变仍在，汗流至于太阳玄府而不得出，身则发痒，此正气不足，太阳感微寒发病所致。以桂枝麻黄各半，桂枝汤调阴阳，阴阳俱补，麻黄汤开玄府，气足而玄府开，汗离体则解。此条乃虚人得太阳伤寒之治法。

27. 太阳病，初服桂枝汤，反烦不解者，先刺风池、风府，却与桂枝汤则愈。

紫极曰：水气由命门蒸腾，顺太阳督脉而上，至于颠，后项处为寒温调节之枢机，寒时颈缩则保温，热时颈伸则散热。若中风桂枝汤证，而项受风寒玄府紧闭，经络不通，虽桂枝汤调和阴阳，至项仍不得出，则反生烦躁。当针刺风池、风府，刺法之助开玄府，若堤坝决一口，则气化可通，再服桂枝汤则愈。

28. 服桂枝汤，不汗出，脉洪大者，与桂枝汤如前法；若形似疟，日再发者，汗出必解，宜桂枝二麻黄一汤。

桂枝二麻黄一汤方

桂枝一两十七铢（去皮）　芍药一两六铢　麻黄十六铢（去节）　生姜一两六铢（切）　杏仁十六个（去皮尖）　甘草一两二铢（炙）　大

枣五枚（擘）

上七味，以水五升，先煮麻黄一二沸，去上沫，内诸药，煮取二升，去滓，温服一升，日再服。本云：桂枝汤二分、麻黄汤一分，合为二升，分再服。今合为一方，将息如前法。

紫极曰：太阳中风桂枝汤证，服后而汗不出，脉现洪大，则为正气差分毫未突破玄府，当一鼓作气，再服桂枝汤如前法，汗必出而解。若正气不足，现疟证，无呕者不在少阳，无身痒，则汗未至玄府，当补二攻一，宜桂枝二麻黄一汤。

29. 服桂枝汤，大汗出后，大烦渴不解，脉洪大者，白虎加人参汤主之。

紫极曰：素体阳盛，服桂枝汤后大汗出，生化过激，而现津液亏，阳气亢之激进，证现大烦、大渴、大热、脉洪大，当敛其相火，生其阴气，使机能放缓则归于平衡。治以白虎加人参汤。若素体阳不足，汗出不止则恶寒，当用桂枝加附子汤。常人而现此二证，因白虎加人参汤证先服桂枝之补，桂枝加附子汤证先服麻黄之攻。补则阳过盛，攻则阳气虚。

白虎加人参汤方

知母六两　石膏一斤（碎，绵裹）　甘草三两（炙）　粳米六合　人参三两

上五味，以水一斗，煮米熟，汤成去滓，温服一升，日三服。

紫极曰：石膏辛凉，在于凉气，若夏日之沉闷，忽遇凉风而雨降，人参大补津液，知母甘草粳米皆生津，寒热气流相遇，则雨降而病愈。此亦为热盛温病之治法。

30. 太阳病，发热恶寒，热多寒少，烦躁，脉微弱者，此无阳也，不可发汗，宜桂枝二越婢一汤主之。

紫极曰：太阳病发热恶寒，热多者发热多，寒少者恶寒少，此为表邪太阳玄府闭阖不甚，而体内相火已起。若脉微则津液亏，烦躁则正气不足，此为无阳之兆。生化热皆至于表则发热，烦躁则里无阳，脉微则精不足，此伤寒无阳之证，虽有发热无汗，不当用麻黄汤，用之则亡阳。当以桂枝汤补越婢汤发，用桂枝二越婢一汤方。

伤寒八九日，汗已离体而至玄府不得出，身必痒，以桂枝麻黄各半汤。中风服桂枝汤而表不解，形似疟，当桂枝二麻黄一汤。伤寒无阳以桂枝二越婢一汤。越婢之用，去其风水，解表发汗力弱，以从小便而出。此三条用药之方量，皆必适于人身元气之量。所有用药皆当如此，纵有仙方，不识主体，必有杀人之罪。

桂枝二越婢一汤方

桂枝（去皮） 芍药 麻黄 甘草（炙）各十八铢 大枣四枚（擘） 生姜一两二铢（切） 石膏二十四铢（碎，绵裹）

上七味，以水五升，煮麻黄一二沸，去上沫，内诸药，煮取二升，去滓，温服一升。本云：当裁为越婢汤桂枝汤，合之饮一升，今合为一方，桂枝汤二分，越婢汤一分。

31. 服桂枝汤，或下之，仍头项强痛，翕翕发热，无汗，心下满，微痛，小便不利者，桂枝去桂加茯苓白术汤主之。

紫极曰：湿热之为证，热与湿结，热欲出而湿引之，湿欲下而热引之，若服桂枝汤或下之，湿热仍在胶合，仍头项强痛，热不得出而无汗，湿热胶着于心下则满而微痛，湿因热引而不得下，小便不利，当以桂枝去桂加茯苓白术汤。

桂枝去桂加茯苓白术汤方

芍药三两　甘草二两（炙）　生姜三两（切）　茯苓　白术各三两　大枣十二枚（擘）

上六味，以水八升，煮取三升，去滓，温服一升。小便利则愈。本云：桂枝汤，今去桂加茯苓白术。

紫极曰：桂枝补中益气解肌而助热，凡湿热之证，皆不宜桂枝，故当去之。加白术去湿，以茯苓化而导之而自小便出，湿去热自除。芍药、白术、茯苓皆白色，此方又谓三白汤，为去湿热轻证之正治。

32. 伤寒，脉浮，自汗出，小便数，心烦，微恶寒，反与桂枝汤以攻其表，此误也，得之便厥，咽中干，烦躁，吐逆，谵语，脚挛急，作甘草干姜汤与之，以复其阳。若厥愈，足温者，更作芍药甘草汤与之，其脚即伸。若胃气不和，谵语者，少与调胃承气汤。

甘草干姜汤方

甘草四两（炙）　干姜二两

上二味，以水三升，煮取一升五合，去滓，分温再服。

芍药甘草汤方

芍药　甘草（炙）各四两

上二味，以水三升，煮取一升五合，去滓，分温再服。

调胃承气汤方

大黄四两（去皮，清酒洗）　甘草二两（炙）　芒硝半升上三味，以水三升，煮取一升，去滓，内芒硝，更上火微煮令沸。少少温服之。

紫极曰：脉浮自汗似中风桂枝汤证，而证现小便数，心烦，此阳不守阴而水液离，正气不足，内寒已生，自汗出亡阳，小便数亡阴，当急复其阳，使阴阳和合而不散。医者不知，反与桂枝汤，桂枝汤虽调和阴阳，在于和营卫，今精已不固，得桂枝汤反助其生化，加速阴阳相离，服桂枝汤便四肢发冷，亡阳而咽中干，烦躁，吐逆，亡阴则谵语，脚挛急，当急复其阳，以甘草干姜汤。甘草补中益气，干姜温中守阳，二者相合，阳气内生而守，四肢当温，厥可愈。因阴亦亡，津液不足，肝藏血以养筋，今肝不养筋，脚挛急，当再复其阴，以芍药甘草汤。芍药配甘草敛相火而生津，其脚即伸。若小便数多，而肠中干燥，则证属阳明，其现谵语，当少与调胃承气汤，大便通则愈。

此条急则治标之分治法，人活一口阳气，首先还阳，而后方可图阴，复见何逆，以证治之。

33. 若重发汗，复加烧针者，四逆汤主之。

紫极曰：重发汗则津液伤，复加烧针则更伤津液，阴亡而阳亦亡，现四逆之证，四逆者，手冷过肘，足冷过膝，四肢冷逆，此当急用四逆汤救逆。此条人身之阴阳，乃相对阴阳，阴者津液，阳者生化，阴者若水，阳者若水中之热，今见津亡，而阳热无所依附，亦随之外出，阳出者速，则身亦冷，若补水则愈寒，则当补其阳而守固，阳足而生化功能出，阴自生。

❀四逆汤方❀

甘草二两（炙）　干姜一两半　附子一枚（生用，去皮，破八片）

上三味，以水三升，煮取一升二合，去滓，分温再服。强人可大附子一枚，干姜三两。

紫极曰：附子生用治阴盛，炮用治阳虚，今现四逆之证，内寒阴盛，生化不足，当以生附子助生化破其阴寒，以甘草干姜汤复其阳而守中。生附子当去皮，因皮上多细纤维，令人咳不止，若不去皮当以绵裹。

所谓阴盛者，四逆之证，脏腑形变，生化不再，寒引在中。所谓阳虚者，太阳蓄能，玄府形变，身感恶寒。

34. 问曰：证象阳旦，按法治之而增剧，厥逆，咽中干，两胫拘急而谵语。师言：夜半手足当温，两脚当伸。后如师言，何以知此？答曰：寸口脉浮而大，浮则为风，大则为虚，风则生温热，虚则两胫挛，病证象桂枝；因未加附子参其间，增桂令汗出亡阳故也，厥逆，咽中干，烦躁，阳明内结，谵语烦乱，更饮甘草干姜汤，夜半阳气还，两足当温，胫上微拘急，重与芍药甘草汤，尔乃胫伸，以承气汤微溏，则止其谵语，故知病可愈。

紫极曰：此条参照第三十二条。

35. 太阳病，项背强几几，无汗，恶风，葛根汤主之。

紫极曰：津液之行，始于肾中气化，水变为津，自背顺太阳督脉上行，若津液有亏之时，则项背强几几。无汗者，太阳玄府形变闭塞。风者小寒气。太阳病，有伤寒，有温病，有疫疠，见津液小伤而有太阳病，即可以葛根汤主之。伤寒二日津即微伤，葛根汤，治传经之热方。

葛根汤方

葛根四两　麻黄三两（去节）　桂枝二两（去皮）　生姜三两（切）　甘草二两（炙）　芍药二两　大枣十二枚（擘）

上七味，以水一斗，先煮麻黄、葛根，减二升，去白沫，内诸药，煮取三升，去滓，温服一升，覆取微似汗，余如桂枝法将息及禁忌，诸汤皆仿此。

紫极曰：葛根起阴气，吸九泉之水自河车之路上行，提肾水自督脉而上行于脑。此即可增强肾气化津及肾液通脑之功能。麻黄通利肺气，中空利于水气通行，桂枝解肌，补中益气，使水气散发，白芍敛相火，姜草枣生津，表气解、邪水去而津液生，此解表生津第一方义。凡津液有微亏，相火微不藏，传经而化热，而见有表证者，皆以此而解。

葛根汤亦为小儿第一方，因小儿好动，处长生之地，相火微旺，见表证或胎毒，皆以葛根汤发之。项背强几几，角弓反张，胎毒水痘，外感化热，发热下利，口舌生疮，皆小儿之用。因葛根汤升提津液而解表，见湿热、苔黄湿者，当加白术芩连之类去湿热之药。

麻黄汤责之在肺，将肺中之液导入血中，经肾气化津，肾气化功能正常，故有杏仁转肺液之用。葛根汤责之在相火，增肾中气化之功，且收敛相火，故有葛根起阴气之用。桂枝汤责之在腠理，解肌而利汗出，故有桂枝调营卫之用。

36. 太阳与阳明合病，必自下利，葛根汤主之。

紫极曰：太阳者表，阳明者肠胃，证见太阳而有下利，表里皆病。若人素有下利，若肠胃寒弱，伤寒太阳蓄能而邪直通肠胃以下利，或外感误治，邪至阳明而下利，若外感仍在者，当以葛根升提起阴，仍自表发。所谓合病者，一病出而兼他病相合共病；所谓并病者，一病起而传到他病，此病仍在。合病者，病不必相传，而二病同在；并病者，一病传至一病，而此病未除，相并而病。

37. 太阳与阳明合病，不下利而呕者，葛根加半夏汤主之。

葛根加半夏汤方

葛根四两　麻黄三两（去节）　甘草二两（炙）　芍药二两　桂枝二两（去皮）　生姜二两（切）　半夏半升（洗）　大枣十二枚（擘）

上八味，以水一斗，先煮葛根、麻黄，减二升，去白沫，内诸药，煮取三升，去滓，温服一升，覆取微似汗。

紫极曰：阳明者在肠胃，中有水湿之气在中焦而不下利，太阳证寒伤于表而玄府闭，气机不畅，水湿之气势必上冲，此条与下利证因体质有异而病机相同，皆因阳明水湿，此条在中焦，葛根汤在下焦。若不下利而呕，当以半夏降其浊，半夏降逆，水之至高而在巅者亦可以半夏降之，浊水降而以葛根起阴气，升提新津，此推陈致新之用。半夏生用而降浊，以姜解其毒。

38. 太阳病，桂枝证，医反下之，利遂不止，脉促，喘而汗出者，表未解也，葛根黄芩黄连汤主之。

紫极曰：太阳病中风本当敛其相火，和其营卫，今医反下之，或中风之证起时而食坏肠胃，阳明胃肠与太阳玄府相感，蓄能必自内陷。因太阳玄府闭，则内有生化郁热不得出，今利遂不止，则热同水液逆下胃肠之中，利下而见热，肛门红痛。病本在表，今随利下而邪气内陷，脉促者，喘而汗出，病仍在表，但正气不足，当以葛根芩连汤解之。观太阳误下之脉促之证，邪或陷于胸，若脉促胸满者，以桂枝去芍药汤，或陷于腹，脉促下利者，以葛根芩连汤。

◁葛根黄芩黄连汤方▷

葛根半斤　甘草二两（炙）　黄芩三两　黄连三两

上四味，以水八升，先煮葛根，减二升，内诸药，煮取二升，去滓，分温再服。

紫极曰：脉促下利，喘而汗出，病仍在表而兼有里证，此协热之利，下利便臭，谷道热痛，以葛根起阴气止下利，黄连厚肠胃清火热，黄芩清相火。此相火引动君火，相火之治在于敛，君火之治在于清。君相同动则清之，制君臣自伏。此君相二火治法之别。

39. 太阳病，头痛，发热，身疼，腰痛，骨节疼痛，恶风，无汗而喘者，麻黄汤主之。

紫极曰：凡邪伤于太阳寒水之经，太阳玄府形变蓄能，其可分为伤寒、温病与疫疠。伤寒之证相火收藏而伤于寒，玄府闭阖，故恶风寒而无汗。肺主皮毛，人身之气息十之有二由皮毛所主，今玄府闭故喘息而急。生化之热不得出，故发热，热冲到头则头痛，热郁于骨间，热压增大，则腰痛、骨节疼痛，当开玄府以解表，风寒出而病可愈，麻黄汤主之。

◁麻黄汤方▷

麻黄三两（去节）　桂枝二两（去皮）　甘草一两（炙）　杏仁七十个（去皮尖）

上四味，以水九升，先煮麻黄，减二升，去上沫，内诸药，煮取二升半，去滓，温服八合，覆取微似汗，不须歠粥。余如桂枝法将息。

紫极曰：麻黄开肺气，中空可利水。麻黄只为扩张玄府而设，其在内可扩管道，在表可开汗孔，其力量由内而外。单用麻黄之时，作用在里，管道开而可利水，配桂枝使用，因桂枝补中益气而解肌，可增体内热压，迫使麻黄行于表而强开玄府汗孔。故麻黄配桂枝之用时，方有解表之效。

身之疼痛者，皆因压力之势而成，今热郁于中而外玄府闭，热压势必增大。以麻黄开肺气，桂枝解肌，使内外交通阴阳，肺气开至玄府，则太阳玄府形变可解，杏仁宣肺中之阴，开利肺气以降。故麻黄汤为天气下降之药，天气郁闷之施雨之剂。杏仁去皮尖者，皮者可敛，尖者开破之力强，今用杏仁转肺中之液入于心，开利肺气，使汗出有源，因不可敛，故去皮，亦不可过利，当去尖。若寒盛于胸而人欲亡，当用麻黄甘草杏仁不去皮尖，此还魂汤方，以强心肺，不为解表而设。

40. 太阳与阳明合病，喘而胸满者，不可下，宜麻黄汤。

紫极曰：太阳阳明合病，不下利亦不呕，唯喘而胸满者，不可以下之。太阳之证见无汗发热、身体疼痛恶寒，阳明之证见胃气不降之胸满，见表者，达其表，气机疏动则胃气自降。此条与上条之别，多胸满之证。太阳阳明合病者，阳明降则下利，不降则胸满，逆冲则呕吐，此三证之辨也。

41. 太阳病，十日已去，脉浮细而嗜卧者，外已解也。设胸满、胁痛者，与小柴胡汤；脉但浮者，与麻黄汤。

紫极曰：太阳伤寒已去十日，病或传或仍在太阳，太阳玄府形变蓄能亦当消减。若脉浮细，浮为在表，细为力不足，故知蓄能已无，外邪既去，嗜卧者，正气休养生息，外已解而自愈之兆。若胸满胁痛欲吐者，知太阳蓄能传在三焦，病传少阳，以小柴胡汤解之。若脉但浮者，知蓄能太强，病仍在太阳，当以麻黄汤解之。此条乃太阳伤寒十日已去之转归。

42. 太阳伤寒，脉浮紧，发热，恶寒，身疼痛，不汗出而烦躁者，大青龙汤主之。

紫极曰：伤寒麻黄汤证，一派表寒之证，头痛发热，恶寒无汗，骨节酸痛。若内有热证，而见烦躁，手足躁动不得卧，易怒易烦，坐立不安而好动，此为表寒里热之证，大青龙汤主之。邪自表而伤太阳寒水经，其或发为伤寒，或为温病，或为疫疠。疫疠之伤人，因有小虫参与，改变体内环境，故现烦躁。疫疠之伤而为毒邪，其性最速，伤人则入脏腑，使内化火，大青龙为太阳疫疠第一方。

大青龙汤方

麻黄六两（去节）　桂枝二两（去皮）　甘草二两（炙）　杏仁四十枚（去皮尖）　生姜三两（切）　大枣十枚（擘）　石膏如鸡子大（碎）

上七味，以水九升，先煮麻黄，减二升，去上沫，内诸药，煮取三升，去滓，温服一升，取微似汗，汗出多者，温粉粉之。一服汗者，停后服。若复服，汗多亡阳，遂虚，恶风，烦躁，不得眠也。

紫极曰：麻黄汤方量变加石膏姜枣即是大青龙，此方专为换津液而设。毒邪所聚之环境在体液，内伤于脏腑，今将津液换去，新液生，使邪气无所依存，则可解之。姜草枣生津液之用，杏仁为喘而设，宣肺液之用，麻黄桂枝开玄府而推陈，石膏清内热而致新，使津液得生，四布于身。若汗出太过，则以温粉粉之，温粉者，龙骨白术粉，汗出而止后服，不可过汗，再伤新津。

观伤寒用麻黄汤，温病用桂枝汤，化热用葛根汤，疫火用大青龙，此初感之第一方也。

43.若脉微弱，汗出，恶风者，不可服之；服之则厥逆，筋惕肉瞤，此为逆也。

紫极曰：大青龙为换津液而设，当使汗出，若已汗出而脉弱，不可再动汗，不当服大青龙，若误用则汗出伤津，伤肝血，筋不得养而厥逆，肌肉跳动，此为逆也。

44.伤寒，脉浮缓，身不疼，但重，乍有轻时，无少阴证者，大青龙汤主之。

紫极曰：少阴证脉沉细，但欲寐，今伤寒脉浮缓，身体重，此为体内湿，因湿故脉缓身重。湿之在分肉，身不疼但重，湿气流行，乍有轻时，无少阴之虚证时，方可用大青龙汤。大青龙为换津液而设，故亦可除湿，但见人无外感而身重，小便不利或水肿，以大青龙发之，陈水去而新液生。

45. 伤寒，表不解，心下有水气，干呕，发热而咳，或渴，或利，或噎，或小便不利，少腹满，或喘者，小青龙汤主之。

紫极曰：伤寒表寒，心下为胃上口，内有寒饮射肺而干呕，证见发热，干呕而咳，不欲饮，此为内寒外寒，小青龙主之。兼证或渴，此为饮不化，津液不得行，虽渴而不欲饮水。或利或喘等，皆为兼证，利为水饮在肠，喘为水饮在肺，不必全现。小青龙为内有寒饮伤外感而设，大青龙为内有烦躁而设。心下水饮用小青龙，肌肉水湿用大青龙。肌中水湿而裹，脏腑生化之热不得出，易郁极而化火，此大青龙之内热。心下寒饮在中，此为小青龙之内寒。所辨不同也。

小青龙汤方

麻黄（去节）　芍药　细辛　干姜　甘草（炙）　桂枝（去皮）各三两　五味子半升　半夏半升（洗）

上八味，以水一斗，先煮麻黄，减二升，去上沫，内诸药，煮取三升，去滓，温服一升。若渴，去半夏加栝蒌根三两。若微利，去麻黄加荛花，如一鸡子，熬令赤色。若噎者，去麻黄加附子一枚，炮。若小便不利，少腹满者，去麻黄加茯苓四两。若喘，去麻黄，加杏仁半升，去皮尖。

紫极曰：小青龙汤方义，麻黄桂枝芍药炙甘草一党，为解表而设，干姜细辛辽五味一党，为温中止咳去水气而设，半夏一党，为降逆去饮而设。方后注中，若口渴，不得用半夏而易花粉，因半夏降逆而燥，花粉降逆而润。或微利，为胸中饮湿流于胃肠，以荛花利之（注："莞""芫"通假互用）。若噎为胃中寒气上逆，加附子温之。若小便不利，腹中满，加茯苓利之。若喘以杏仁宣之。

胸中水饮之辨，饮在心下则心悸，茯苓化之。饮在肺中则喘，杏仁宣之。胸中饮多，流于胃肠，芫花清之。

46. 伤寒，心下有水气，咳而微喘，发热不渴，小青龙汤主之。服汤已，渴者，此寒去欲解也。

紫极曰：内有饮而感伤寒，当服小青龙汤。服小青龙汤后，寒饮去而渴现。此寒饮去而病欲解。

47. 太阳病，外证未解，脉浮弱者，当以汗解，宜桂枝汤。

紫极曰：脉现浮弱，此为虚，太阳外证仍在，仍当以桂枝汤解之。麻黄汤为正气强、脉浮紧而设，若体素虚，尺脉弱，虽无汗伤寒证，亦不可以用麻黄汤，当以桂枝汤补中益气和解之。

48. 太阳病，下之微喘者，表未解故也，桂枝加厚朴杏子汤主之。

紫极曰：太阳中风证而见喘咳，兼太阴肺脾之饮邪，见是证当用是方，桂枝加厚朴杏子汤主之。无论或下或吐，若表未解现微喘或咳，皆此适应之证。表之未解者，发热咳喘，肌肉酸痛，脉浮汗出。若汗出微热而喘之实证新邪，当以麻杏石甘汤主之。

桂枝加厚朴杏子汤方

桂枝三两（去皮） 甘草二两（炙） 生姜三两（切） 芍药三两 大枣十二枚（擘） 厚朴二两（炙，去皮） 杏仁五十枚（去皮尖）

上七味，以水七升，微火煮取三升，去滓，温服一升，覆取微似汗。

紫极曰：桂枝补中益气，本为虚证而设，今现喘咳之证，肺气不利，中带饮湿，以杏仁宽利肺气，厚朴去腹中之湿，转津液入于胃。肺与大肠互为表里，杏仁厚朴上下相通，里湿去、肺气利而喘咳自除。脾主肌肉，厚朴去脾湿，常与枳实同用，使湿自大便而出，白术去肌湿，常与茯苓同用，使湿自小便而出。厚朴可强化脾，转腹中之液入于胃肠中以润之，肠燥脾湿之证当用厚朴。

49. 太阳病，外证未解，不可下也，下之为逆，欲解外者，宜桂枝汤主之。

50. 太阳病，先发汗不解，而复下之，脉浮者不愈。浮为在外，而反下之，故令不愈。今脉浮，故知在外，当须解外则愈，宜桂枝汤主之。

紫极曰：表未解者首当解表，不可逆下，此常识也。或逆治而表证仍在，仍当解表，见证而用方药。

51. 太阳病，脉浮紧，无汗发热，身疼痛，八九日不解，表证仍在，此当发其汗，麻黄汤主之。服药已，微除，其人发烦，目瞑，剧者必衄，衄乃解。所以然者，阳气重故也。

紫极曰：太阳病八九日，麻黄汤证仍在者，仍当用麻黄汤解之。因已病八九日，体内郁热过大，热气太盛，或已用解法，但汗出不彻，热不得全散，或因体质玄府阖合之太过，或麻黄汤证用桂枝汤等等，内热不得出，必自内陷，若陷于胃肠则呕利，若内陷血中，血自沸腾，必找薄弱之地冲开，鼻窍较身体他处而言，面积大，管道薄，必冲而出之以衄，衄则热随血出，病得解。衄血者，红汗也，汗血同源，汗出之意，即热随汗解。小儿常易衄，因小儿阳气重故。成人之后，男子失精，女子有经，气出有路而衄血少。

52. 太阳病，脉浮紧，发热，身无汗，自衄者愈。

紫极曰：自衄者，体内郁热太过，内陷血中，衄若汗出，衄血即红汗，热随衄解而自愈。

53. 二阳并病，太阳初得病时，发其汗，汗先出不彻，因转属阳明，续自微汗出，不恶寒。若太阳病证不罢者，不可下，下之为逆。如此可小发汗。设面色缘缘正赤者，阳气怫郁在表，当解之熏之。若发汗不彻，不足言阳气怫郁不得越，当汗不汗，其人烦躁，不知痛处，乍在腹中，乍在四肢，按之不可得，其人短气，但坐，以汗出不彻故也，更发汗则愈。何以知汗出不彻？脉涩，故知也。

紫极曰：二阳并病，太阳病未罢，而传至阳明，太阳与阳明相并而病，此太阳初得病发汗不彻而转属阳明，其证现微自汗出，不恶寒。而太阳病仍在，有恶寒之表证，不可以下之，只可小发其汗，使汗出得彻而病愈，若下则郁热内陷，此为逆证。

太阳发汗之时，若汗出不彻，津液已离肠胃而至玄府，但因发汗之力不足，不足以冲破玄府化汗而出，因汗未出故，肠胃津液不得复。汗至玄府不得出故，则恶寒未罢，阳明燥现而太阳仍在。阳气郁之在表，面色当正赤，当复解表或热熏之，汗透即愈。汗出不透之时，因阴阳未得交通，内不得复阴，外不得通阳，其烦躁，不知何处不适，乍里乍外，按之不得，脉涩而行，此其故也。解表者，葛根汤主之。

54. 脉浮数者，法当汗出而愈，若下之，身重心悸者，不可发汗，当自汗出乃解。所以然者，尺中脉微，此里虚，须表里实，津液自和，便自汗出而愈。

紫极曰：脉浮数，本为太阳，当以汗解，若医误下，而身重心悸，此素体虚故也，津液随误下而失，以其尺中脉微，不可以复汗解，当使其休息，少与之面汤，津液自和，自汗出而愈。此条当以食补。

55. 脉浮紧者，法当身疼痛，宜以汗解之。假令尺中迟者，不可发汗，何以知其然？以营气不足，血少故也。

紫极曰：此条乃解表发汗之禁忌。尺中迟者，乃为阴虚，精气不足者不可发汗，此营气虚血少之故，虽得伤寒脉浮紧，本麻黄汤证，仍不可以汗解，当以桂枝汤。

56. 脉浮者，病在表，可发汗，宜麻黄汤。

紫极曰：若脉浮邪在表，尺不弱，可发汗之证，见麻黄汤证即用是汤。

57. 脉浮数者，可发汗，宜麻黄汤。

58. 病常自汗出者，此为营气和。营气和者，外不谐，以卫气不共营气和谐故尔。以营行脉中，卫行脉外，复发其汗，营卫和则愈，宜桂枝汤。

紫极曰：可发汗证用麻黄汤，若自汗出，此调和营卫之用。营者脉中之营，营气所化而为卫，营化卫气而不守，则卫热自蒸津液而汗出，此营卫不和，营化卫过速，相火不藏，卫不与营和谐，当以桂枝汤调和之。

59.病人脏无他病，时发热自汗出而不愈者，此卫气不和也。先其时发汗则愈，宜桂枝汤主之。

紫极曰：时自发热，自汗出，此营卫不和，所谓不和者，营化卫适中为和，若化卫过速，则为卫气不和。当先其时用桂枝汤，以白芍敛阴，桂枝行阳，阴阳量同，使营卫相和。女子七七之时，好时自发热汗出，当先其时而和之。

60.伤寒，脉浮紧，不发汗，因致衄者，麻黄汤主之。

紫极曰：脉浮紧，汗不出，此为伤寒，伤寒玄府闭，郁热不得出而上冲鼻窍，此为衄，衄而热不解，热出之力不足，仍以麻黄汤开玄府而用。

61.伤寒，不大便六七日，头痛有热者，与承气汤。其小便清者，知不在里，仍在表也，当须发汗。若头痛者，必衄，宜桂枝汤。

紫极曰：伤寒不大便，若小便黄者，阳明承气汤证已成，头痛有热，印堂痛甚，大便已结，当以承气汤。若小便清，知里无热，不在阳明，仍当解表。虽为伤寒证，若素有不大便六七日，当以桂枝汤解之，而不用麻黄汤，因麻黄汤伤津也。服桂枝汤毕，若头痛者，必衄，桂枝汤本为解肌，今现头痛，热未尽出，上冲于鼻，故衄，衄后而解。

62. 伤寒，发汗，解半日许，复烦，脉浮数者，可更发汗，宜桂枝汤主之。

紫极曰：伤寒麻黄汤证，药已服，汗已出，半日许复烦，此病未全解，或因回风玄府复闭，太阳玄府蓄能未除，不司正常开阖。若脉虽见浮数，因服麻黄汤后汗已出，不可更伤津液，当以桂枝汤发汗。

63. 凡病若发汗，若吐，若下，若亡津液，阴阳自和者，必自愈。

紫极曰：所谓阴阳自和者，脉之寸尺均衡而缓，病人身疲倦而无他不适，暂且不论何法之治，是正是误，今阴阳已自和，必自愈，不须更治。

64. 大下之后，复发汗，小便不利者，亡津液故也。勿治之，得小便利，必自愈。

紫极曰：医者用大下之法，见病仍未愈，又用汗法，此一误再误，伤其津液。小便者，津液推陈之废液，今见小便不利，源头无也，津液亡也。不可以再动津液，当候其自复，津液回，小便利，则病自愈。此虽经误治，津液大伤，然正气有伤，邪气亦无所依存，待正气复而愈。

65. 下之后，复发汗，必振寒，脉微细。所以然者，以内外俱虚故也。

紫极曰：下后复发汗，与上条同，因体质不同而变证有异，上条为亡津液，小便不利，阴伤也。此条必振寒，脉微细，阳伤也，阳依于阴，此表里俱虚之故也。虽振寒，仍当待其自愈。若用其药，桂枝加附子汤少少与之。

66. 下之后，复发汗，昼日烦躁不得眠，夜而安静，不呕，不渴，无表证，脉沉微，身无大热者，干姜附子汤主之。

紫极曰：下后复发汗，而昼日烦躁，此亡阳之证也。昼属阳，夜属阴，素体太虚，医者误下复再发汗，阴阳皆伤，昼日阳气生，因阳气极微，阴阳相离而烦躁起。夜阳气入于脏腑，内和于阴则安静，阴阳俱虚，不呕不渴，正气无能力再起而战，表证不现，脉沉而细微，此危证，当急复其阳，以干姜附子汤。今世之医疗，多为消乏正气，使正气无力与邪相战，太阳玄府已无能力闭阖，表证不现，若病得愈，实为阳气已伤，即亡其阳气，久则诸病蜂起，而为绝证。

◁ 干姜附子汤方 ▷

干姜一两　　附子一枚（生用，去皮，切片）

上二味，以水三升，煮取一升，去滓，顿服。

紫极曰：顿服者，急救之方，干姜温中，生附子破阴盛而强心肾。若阳气复，阴可自回而生。不用甘草者，因甘草之性缓。

67. 发汗后，身疼痛，脉沉迟者，桂枝加芍药、生姜各一两，人参三两，新加汤主之。

紫极曰：若素体虚，虽麻黄汤证，仍不当汗解，桂枝汤主之。若误以发汗，汗出而更虚，身疼痛，脉沉迟，此津液大亏也，当以新加汤补其津液而布于身。体虚汗自出，若身疼痛，脉沉迟者，亦以此汤意。

新加汤方

桂枝三两（去皮）　芍药四两　甘草二两（炙）　人参三两　大枣十二枚（擘）　生姜四两

上六味，以水一斗二升，煮取三升，去滓，温服一升。本云：桂枝汤，今加芍药，生姜，人参。

紫极曰：伤寒诸方补阴之用，姜草枣微补其阴，芍药甘草中补其阴，加人参乃大补其阴。今津液大亏，新加汤中以人参大补津液。加生姜一两者，阴以阳行，无阳则为死阴。今大补其津液，当复加生姜以四布于身而行津，不可谓汗后慎用生姜。汗流不止而畏寒者，桂枝加附子汤，阳虚也；汗后身疼痛，脉沉迟，当新加汤，阴阳俱虚也。

68. 发汗后，不可更行桂枝汤。汗出而喘，无大热者，可与麻黄杏仁甘草石膏汤。

紫极曰：汗后热退脉静则病愈，不必复用药。若汗出而喘，无大热，则因汗之故，内生化微过于平衡，喘作者，精起亟微过，常人呼吸之大气不足以供生化之用。麻杏石甘汤主之。

麻黄杏仁甘草石膏汤方

麻黄四两（去节）　杏仁五十个（去皮尖）　甘草二两（炙）　石膏半斤（碎，绵裹）

上四味，以水七升，煮麻黄，减二升，去上沫，内诸药，煮取三升，去滓，温服一升。

紫极曰：麻黄开利肺气以利邪水，治水之上源，肺主皮毛，若以麻黄开玄府，必借桂枝解肌方可至皮毛，汗方得出，若无桂枝则麻黄唯开利肺气。石膏清热，其性辛凉，雨灌四施。麻黄本为青龙，石膏为白虎，以青龙宣肺气在中，白虎凉风生，杏仁甘草滋其肺津，如是之用，肺气利而喘息，凉风生而脉静汗止。此条当知麻黄之用，若开玄府解表必借桂枝，宣肺气止汗必借石膏。

69. 发汗过多，其人叉手自冒心，心下悸欲得按者，桂枝甘草汤主之。

紫极曰：汗出过多则津伤，汗血同源，因体质之异故，发汗过多，心血伤津，其人心下悸欲按，恐心跳出。观人体内景，汗出而津液自回，此为虹吸之原理，若发汗过多，津液不得及时而复，则心血亏损，身之所需供给不足，心必强急用力而输血于四末，故心现悸动。以桂枝甘草汤主之。桂枝补中益气，降冲气，强其心力，使津液回归于心。若血虚而心脏悸动者，亦可以此方强心。

◆ 桂枝甘草汤方 ▶

桂枝四两（去皮）　甘草二两（炙）

上二味，以水三升，煮取一升，去滓，顿服。

紫极曰：桂枝强心力，补中益气，降冲逆，心力得养而强，则吸血之力增，若吸泵之密封，心力强则血自归心。顿服者，急救之方。心阳伤急救以桂枝甘草汤，肾阳伤急救以干姜附子汤。

70. 发汗后，其人脐下悸者，欲作奔豚，茯苓桂枝甘草大枣汤主之。

紫极曰：汗出则肺心液不足，必欲虹吸腹中之水液至肺心来补，若素体下有饮证而津液不足，发汗后因虹吸故饮随之而上，因饮为邪水，较津液浓稠，欲上而不行，则脐下悸，欲作奔豚，以苓桂甘枣汤主之。此条为脐下之饮欲随虹吸而上，发为脐下悸动。上条为心力不密，虹吸力量不足，津液回心不足而发为心下悸。

◎茯苓桂枝甘草大枣汤方◎

茯苓半斤　　桂枝四两（去皮）　　甘草二两（炙）　　大枣十五枚（擘）

上四味，以甘澜水一斗，先煮茯苓，减二升，内诸药，煮取三升，温服一升，日三服。

作甘澜水法：取水二斗，置大盆内，以杓扬之，水上有珠子五六千颗相逐，取用之。

紫极曰：心力不密，则以桂枝甘草汤强心密封，使回心之力增强。今脐下水饮，当以茯苓化其饮，加大枣新增津液，同时以桂枝甘草汤强心力，饮得化为津液，心力增强，心之吸力增强，脐下饮俱化为津，则津液自回肺心，而脐下悸除。

71. 发汗后，腹胀满者，厚朴生姜半夏甘草人参汤主之。

紫极曰：汗发后，水液自玄府代谢而出，胃肠中津液补至心血之中，若肠中津液素有小亏损，或津液上承太过，则腹中阴亏，因负压故而胀满，因无热证之结，则无承气证，此为虚胀。虚胀无热证，矢气多，排气不利，腹中胀满，小便清白，按压不疼，此厚朴生姜半夏甘草人参汤证。

◎厚朴生姜半夏甘草人参汤方◎

厚朴半斤（炙，去皮）　　生姜半斤（切）　　半夏半升（洗）　　甘草二两　　人参一两上五味，以水一斗，煮取三升，去滓，温服一升，日三服。

紫极曰：厚朴散精于脾，脾中之津移于胃肠之中，使胃肠之压增，生姜半夏降逆，使上焦多余之津液下行于胃肠，人参甘草滋其阴，使腹中之津复归于平衡。

72.伤寒，若吐若下后，心下逆满，气上冲胸，起则头眩，脉沉紧，发汗则动经，身为振振摇者，茯苓桂枝白术甘草汤主之。

紫极曰：伤寒太阳本当表解，若吐若下，则中焦虚寒，寒不足以化水而成饮，此水饮聚于中焦心下，心下逆满，正气欲复，气上而冲，动则心下水饮摇，头为之眩，中焦虚寒有饮，脉沉紧，苓桂术甘汤主之。若复发汗，则中气愈寒，饮不得化汗而出，必动正经之气血，血不得养，身为之振振摇。苓桂甘枣汤为下焦水饮而设，主脐下动悸，化饮而为津，上承于心。苓桂术甘汤为中焦寒饮而设，主心下逆满，气上冲心，化去中焦之寒饮。

◀茯苓桂枝白术甘草汤方▶

茯苓四两　桂枝三两（去皮）　白术　甘草（炙）各二两

上四味，以水六升，煮取三升，去滓，分温三服。

紫极曰：白术燥脾温中焦之气，脾强则为胃行津液，茯苓化中焦水饮，而行于下焦，自小便而出，桂枝甘草汤强心阳，使津液上承于心。此方一上一下，正水复，邪水去，中焦饮化，津液四布而复。

73. 发汗，病不解，反恶寒者，虚故也。芍药甘草附子汤主之。

紫极曰：发汗病不解，反恶寒者，表阳虚也，因体内热气不足，阳者卫外而为固也，卫阳守固在表，太阳玄府亦收缩而恶寒。今汗已出，内则津液亏，当以芍药甘草汤滋其津液，炮附子固表虚，津液复阳气固则病得愈。

◀ 芍药甘草附子汤方 ▶

芍药　甘草（炙）各三两　附子一枚（炮，去皮，破八片）

上三味，以水五升，煮取一升五合，去滓，分温三服。

紫极曰：芍药甘草汤复其阴，炮附子复其阳，阴阳皆复而病愈。芍药酸苦，其性收敛，可伏藏相火，增芍药之用量，使气血归于中，附子温其热。此汤可医治下肢之疾，又名去杖汤。去杖汤之用，附子热下行于腿足，芍药拉回，使下肢气血增动而得养，有病皆复。

74. 发汗，若下之，病仍不解，烦躁，四逆者，茯苓四逆汤主之。

紫极曰：发汗津液已亏，复下之，津液更损，阳气随汗而出，内脏虚寒，证现四逆而躁烦，亡阳之证，当急救之。阴阳本当和合，阳依阴而存，今因汗出而复误下，阴亏太甚，阳无依附，亦随之而出，阴阳俱亡之象。所谓烦躁者，辗转反侧，心无所定处，此神不得养之象，四逆者，阳气太弱，无阴之凭借而达于四末，此阳微阴亦微，神不安欲外逸，危证，当以茯苓四逆而救逆。

❧茯苓四逆汤方❧

茯苓四两　人参一两　附子一枚（生用，去皮，破八片）　甘草二两（炙）　干姜一两半

上五味，以水五升，煮取三升，去滓，温服七合，日二服。

紫极曰：茯苓安心神化饮，阴虚阳亦虚，水不化而成饮，扰动心神欲离而躁动，故当以茯苓而二用。四逆汤温其里，人参滋其液，大补其元。液增阳气复，阴随阳长，阳附阴存，心神得安而愈。

75. 发汗后，恶寒者，虚故也。不恶寒，但热者，实也，当和胃气，与调胃承气汤。

紫极曰：汗后恶寒为阳虚，不恶寒但热，此为实。观汗后之变证，素体阴亏，玄府开后阳随之而出，此为恶寒，芍药甘草附子汤主之。素体阳实，汗出之后，阳热蒸津在中，结热在胃肠，此为不恶寒但热，证在阳明，调胃承气汤主之。调胃承气，阳热随之而下，使上下交通阴阳，和解之药。

76. 太阳病，发汗后，大汗出，胃中干，烦躁不得眠，欲得饮水者，少少与饮之，令胃气和则愈。若脉浮，小便不利，微热，消渴者，五苓散主之。

紫极曰：太阳病大汗出，则内津液亏，胃中当干，太阳病本当口不渴，今胃中干而口渴出，阴不得养，烦躁不得眠，可少少饮之，等津液复、胃气和而愈。何也？因汗出后，胃中虽渴，为客热，所谓客热者，生化环境之热，非胃之动力。客热而现渴，但胃力不足，不可饮之过多，亦不可贪饮其凉，若过则水不化而成饮，身虽液亏而水不能化津，

为邪饮成。水饮出，口渴饮水不解渴，身微热，饮结而小便不利，脉但浮，五苓散主之。

五苓散方

猪苓十八铢（去皮）　泽泻一两六铢　白术十八铢　茯苓十八铢　桂枝半两（去皮）

上五味，捣为散，以白饮和服方寸匕，日三服，多饮暖水，汗出愈。如法将息。

紫极曰：水饮结而消渴，喝水不解渴，当化其饮，邪水去、津液复，四布于身则渴解。所谓微热者，饮之郁热也。泽泻泽其正水而泻邪水，白术培补脾土而燥中焦之湿，茯苓化饮，猪苓自下焦而利，所用桂枝者，命门阳气之药，气化乃能出也。以散剂服之，化饮之设，多饮暖水，胃力恢复易于吸收，阴阳交通而汗解。五苓散为化饮行正水之设。

77. 脉浮，小便不利，微热消渴者，与五苓散，利小便发汗。

紫极曰：见上条，服五苓散发汗者，乃阴阳自和而汗出，表里阴阳交通之故。

78. 发汗已，脉浮数，烦渴者，五苓散主之。

紫极曰：汗后脉仍浮数，证现烦渴者，即以五苓散。五苓散本为水逆而饮结，正水不行而现渴，邪水不去而饮成，凡证现脉浮数，烦渴，饮不解渴者，皆五苓散之证。

79. 伤寒，汗出而渴者，五苓散主之；不渴而心下悸者，茯苓甘草汤主之。

紫极曰：汗出而渴，以五苓散行津液而布于身则渴除。若不渴而心下悸，则饮在心下，以茯苓甘草汤去其水饮。

茯苓甘草汤方

茯苓二两　桂枝二两（去皮）　甘草一两（炙）　生姜三两（切）

上四味，以水四升，煮取二升，去滓，分温三服。

紫极曰：汗后心下悸欲得按，为桂枝甘草汤证，心力不足也。汗后不渴而悸，此悸较桂枝甘草汤为轻，为水饮停于心下而悸动，当去其饮。汗后脐下悸，欲作奔豚，此为下焦水饮，津液不得上承，苓桂甘枣汤主之。与茯苓甘草汤之别，在于生姜与大枣，生姜可化中焦之饮，治心下悸之饮，大枣可补其津液，治脐下悸之不足。桂枝阳化，茯苓液化，苓桂本为化饮。加生姜而行心下化饮，加白术而行中焦去饮。白术去逆满于心下，生姜化饮于心下而行，使之不凌于心。白术者静，生姜者动。此苓桂术甘汤与茯苓甘草汤之别也。

80. 中风发热，六七日不解而烦，有表里证，渴欲饮水，水入则吐者，名曰水逆，五苓散主之。

紫极曰：表为发热，里为烦渴，谓之表里证，渴欲饮水，饮之则吐，此水饮互结，停于心下，即在胃中，命曰水逆，以五苓散行之。

81. 未持脉时，病人叉手自冒心，师因教试令咳而不咳者，此必两耳聋无所闻也。所以然者，以重发汗，虚，故如此。

紫极曰：坏证因医治而坏，坏证转变，身体精气薄弱之处首当受之。叉手自冒心为心下悸，为桂枝甘草汤证，若耳无所闻，津亏之更甚也，以重发汗而伤津过多之故，桂枝甘草人参汤主之。桂枝甘草汤中加人参一两。

82. 发汗后，饮水多，必喘；以水灌之，亦喘。

紫极曰：汗后津亏，胃力不足，客热仍在而现渴象，少少与之水即愈，不可饮水多，若多则水不化，结而为饮停于心下，发之为喘。

83. 发汗后，水药不得入口为逆。若更发汗，必吐下不止。

紫极曰：素体有饮，汗后内寒而生新饮，停于心下，水药不得入口，仍以五苓散行其津液。不可更发汗，若更发汗，则胃中津液败亡，必吐不止。

84. 发汗吐下后，虚烦不得眠，若剧者，必反复颠倒，心中懊憹，栀子豉汤主之。若少气者，栀子甘草豉汤主之；若呕者，栀子生姜豉汤主之。

紫极曰：伤寒汗吐下后，邪已去而客热未除，正气不足，郁热内陷胸中，热与胸中津液相合而成热雾状，则现虚烦。虚烦者，客热也，不得眠。若其剧者，则心中如同辣椒，懊憹不已。此伤寒欲愈之客热仍存，栀子豉汤主之。气力不足者，加甘草补中益气，解其毒。若呕者，加生姜化其水饮。

◁ 栀子豉汤方 ▷

栀子十四个（擘）　香豉四合（绵裹）

上二味，以水四升，先煮栀子，得二升半，内豉，煮取一升半，去滓，分为二服，温进一服，得吐者，止后服。

◁ 栀子甘草豉汤方 ▷

栀子十四个（擘）　甘草二两（炙）　香豉四合（绵裹）

上三味，以水四升，先煮栀子、甘草，取二升半，内豉，煮取一升半，去滓，分二服，温进一服，得吐者，止后服。

◁ 栀子生姜豉汤方 ▷

栀子十四个（擘）　生姜五两　香豉四合（绵裹）

上三味，以水四升，先煮栀子、生姜，取二升半，内豉，煮取一升半，去滓，分二服，温进一服，得吐者，止后服。

紫极曰：栀子似心，豆豉似肾，二者同用，心肾相交，栀子可将热雾液化，释放客热，豆豉养津液，客热除津液生而体复。此病欲解而现客热后遗之证，少少与之则愈。

85. 发汗，若下之，而烦热，胸中窒者，栀子豉汤主之。

紫极曰：伤寒或汗或下，欲解而客热在，现烦热，虚热在胸中堵塞则窒，栀子豉汤主之。

86. 伤寒，五六日，大下后，身热不去，心中结痛者，未欲解也，栀子豉汤主之。

紫极曰：伤寒五六日，郁热已生，下之后，热不去，客热也，郁热在胸，心中结痛，栀子豉汤去其客热即可。

87.伤寒下后,心烦,腹满,卧起不安者,栀子厚朴汤主之。

紫极曰:下后心烦为客热在胸,腹满卧起不安,为客热在腹,此胸腹皆有客热与津液相合之证,栀子厚朴枳实汤主之。此汤与小承气之别在于大黄与栀子。大黄者,推陈致新,治有形之积;栀子者,去客热,治无形之郁热。若腹满无客热者,以厚朴生姜半夏甘草人参汤,有客热则用此汤,有形积则用小承气汤。

◖栀子厚朴汤方◗

栀子十四个(擘) 厚朴四两(炙,去皮) 枳实四枚(水浸,炙令黄)

上三味,以水三升半,煮取一升半,去滓,分二服,温进一服,得吐者,止后服。

紫极曰:枳实宽利五门(咽门、贲门、幽门、阑门、魄门),厚朴移脾中之津入于肠胃,栀子去客热,三药相合,客热去,心烦去腹满除则愈。

88.伤寒,医以丸药大下之,身热不去,微烦者,栀子干姜汤主之。

紫极曰:伤寒而下之,身热仍在,未见邪陷诸证,而微烦者,客热在中也。客热与阳气不同,阳气为脏腑内在动力,客热为生化之热郁不得出。下后身热不去,有客热在,本当烦躁,今现微烦,当知阳气不足,胸中本寒,客热虽热,只现微烦。当以干姜温之脏腑,栀子清其客热,栀子干姜汤主之。

◖栀子干姜汤方◗

栀子十四个(擘) 干姜二两

上二味，以水三升半，煮取一升半，去滓，分二服，温进一服，得吐者，止后服。

紫极曰：虚则为寒，脏腑阳虚则动力不足，客热助其里热，只现微烦之证，当知脏腑之弱也，用干姜温之。

89. 凡用栀子汤，病患旧微溏者，不可与服之。

紫极曰：栀子性寒，虽去客热，易动大便，病者素体有微溏者，虽客热在，不可以栀子清之。当以干姜温之，正气复，邪热自除，所谓少火生气除虚热者也。凡服栀子剂，因栀子可液化热雾，雾液化为水则释放客热，液化之水流入胃肠，客热聚中必定上冲，故服栀子剂后，有微腹泻，或服后吐者，热雾已去，止后服。有旧微溏者，液化废水当增其溏，不可与之。

90. 太阳病，发汗，汗出不解，其人仍发热，心下悸，头眩，身𥆧动，振振欲擗地者，真武汤主之。

紫极曰：太阳病发汗不解，其人仍热，知其证仍在，心下悸头眩者，心下水饮也。身𥆧动振振欲擗地者，汗出徒伤肌中之津，而里之水饮仍在。此寒饮结在中也，真武汤主之。真武者，北方水神，观苓桂术甘汤，其证现心下逆满，气上冲心，水饮只在心下而凌心，未伤肌液，不可复发汗，发汗则动经，变作真武汤证，只需化去其饮即可病愈。今真武之证，肌中津液亦伤，而心下水饮未除，此二者之别也。

真武汤方

茯苓　芍药　生姜（切）各三两　白术二两　附子一枚（炮，去皮，破八片）

上五味，以水八升，煮取三升，去滓，温服七合，日三服。

紫极曰：真武证分肉间津液亦伤，以术附苓去饮，芍药生津，生姜行于肌中，肌中津液得补，心下饮去则愈。观桂枝去桂加茯苓白术汤中有甘草，其主治头项强痛，发热无汗，心下逆满微痛，小便不利，以甘草大枣生津补中。真武汤方，去甘草而借生姜行于四末，津液行于肌肉，加炮附子行于阳，内去其饮，外滋其液。凡欲行津于四末，皆不用甘草。

91. 咽喉干燥者，不可发汗。

紫极曰：咽乃诸阴所过之地，若干燥者，则阴中津亏，不可以发汗。发汗之禁忌，津液亏损者戒之。

92. 淋家不可发汗，发汗必便血。

紫极曰：淋家小便不利，湿热胶合，津亏在下，不可发汗，发汗则动血。

93. 疮家虽身疼痛，不可发汗，发汗则痓。

紫极曰：疮家化脓，郁热在中，耗散其精，不可发汗，发汗则精伤，筋不得养则痓。

94. 衄家不可发汗，汗出必额上陷，脉急紧，直视不能眴，不得眠。

紫极曰：汗血同源，衄家常血自鼻窍而出，发汗则血亏，其脉下陷，目直视不得合，难以眠。

95.亡血家不可发汗，发汗则寒栗而振。

紫极曰：亡血家血虚，其脉芤，发汗则血更伤，阳随之而去，必振寒，其血亏而苍白。

96.汗家重发汗，必恍惚心乱，小便已阴疼，与禹余粮丸。

紫极曰：汗家常自汗出而阴有所亏，复发其汗，则津液亏，汗血同源，心神不得养则恍惚，水无化源则小便不利而热，已则阴痛，与禹余粮丸。此证因为汗家本自阳虚，复重发汗，体内生寒而阴盛，变化为阴盛阳虚。因阳虚故，小便固守功能亦虚，小便已而热气欲从下脱，故阴疼。当以固守为治。

禹余粮丸方

禹余粮四两　　人参三两　　附子二枚（炮）　　五味子三合　　茯苓三两　　干姜三两

上六味，蜜为丸，如梧桐子大，每服二十九。

紫极曰：禹余粮其性涩，主前阴赤白之滑，干姜五味，一开一阖，鼓动胸气，附子固阳，茯苓化饮为液，人参补津，使阳气得固，小便得守，胸阳得开，津液得补。用丸者，缓治也，使阳气复苏。

97.病人有汗，复发汗，胃中冷，必吐蛔。

紫极曰：汗而复汗，阳气随汗而出则内寒，所谓热之不热，无阳也。胃中寒则不容于物，胃气冲而上逆，呕吐，甚者吐蛔。蛔虫生存之环境在温热，今胃中寒，蛔亦无法生存。当理中法之类温之。

98. 本先发汗，反而下之，此为逆也；若先发汗，治不为逆。本先下之，反而汗之，为逆；若先下之，治不为逆。

紫极曰：有表者首当解表，里实者当急下之。若有表证而下之，则邪随之内陷，有里实而汗之，则里津液更亏，此之为逆。当作常识。

99. 伤寒，医下之，续得下利，清谷不止，身疼痛者，急当救里；后身疼痛，清便自调者，急当救表。救里宜四逆汤；救表宜桂枝汤。

紫极曰：太阳伤寒医误下之，下之太过，太阳玄府蓄能内陷入里，少阴玄府收缩不得生化而寒生，胃肠寒而谷不化，则下利清谷，胃中无阳也，寒邪在内，身疼痛，急当救里以四逆汤。内得温而大便自调，则知里已温，身疼痛表证尤在者，再救其表，以桂枝汤调和阴阳。

100. 病发热，头痛，身体疼痛，若汗之不差，而脉反沉，当救其里，宜四逆汤。

紫极曰：发热头痛体痛而在太阳之表，当汗之，不可令如水淋漓，若素体阳不足而过汗，则阳出之甚而内寒生，脉反沉，少阴玄府收缩，急当救里以四逆汤。

101. 太阳病，其人冒，先下之而不愈，因复发汗，以此表里俱虚，因冒症汗出自愈，所以然者，汗出表和故也，得里未和，然后复下之。

紫极曰：冒，中原方言，顶着。其人素体弱，太阳病，先下之而伤里，复发汗伤表，冒之状，头晕目眩，此表里俱虚，治之误也。冒家体质本弱，元气虚，虚则玄府形变蓄能亦减少，故冒家太阳病，汗出则自愈。汗自出后若里未和，而复下。若先下而复发汗，医之误。

　　虚家伤寒，或桂枝汤调其阴阳，或小建中建其中气，得正气足而自汗则愈。若里未和，调胃承气汤微调之。不可以更伤津液。

102. 太阳病未解，脉阴阳俱微，必先振栗汗出而解。但阳脉微者，先汗出而解；但阴脉微者，下之而解。若欲下之，宜调胃承气汤。

紫极曰：阳脉者寸，阴脉者尺，太阳病治之而未解，脉得阴阳俱微，脉微则蓄能亦微，此邪气已弱，正气欲复，必战汗而解。所谓战汗者，正气复而玄府开，阴阳调和而汗自出，得汗而解之。若寸脉微，邪气在表已退，汗出则愈，桂枝汤主之；若尺脉微，调其胃气则愈，调胃承气汤主之。

103. 太阳病，发热汗出者，此为营弱卫强，故使汗出；欲救邪风者，宜桂枝汤。

紫极曰：太阳病发热汗出，此中风温病之轻证，汗出则营弱，发热则卫强，桂枝汤调和阴阳主之。

104. 伤寒五六日，中风，往来寒热，胸胁苦满，默默不欲食，心烦喜呕，或胸中烦而不呕，或渴，或腹中痛，或胁下痞鞕，或心下悸，小便不利，或不渴，身有微热，或咳者，小柴胡汤主之。

紫极曰：伤寒伤于太阳寒水，因体质而证各异。正气强者，伤寒，相火不藏者，温病，若误治或素体少阳三焦玄府正气不足，则太阳蓄能即可传入少阳。三阳者在表，三阴者在里，少阳处于表里之间，在人身为三焦网膜。三焦者，水火之道路，所谓水火之道路者，阳借阴行，阴随阳转。三焦为津液阳气之路，所谓阳气者，阳者热，气者水，阳气即热水也。体内生化之热，借阳气运转于三焦而使热均衡输布，以保人身之常温也。邪传少阳则三焦玄府管道收缩，水路结，火气郁，时而或通，则往来寒热，邪结在少阳则胸胁苦满，胃气不降则心烦喜呕不欲食，此主证也。

太阳虚证伤寒亦有寒热往来，如疟证，其在于表，而无喜呕之象；太阳实证伤寒，有欲呕，但无往来寒热，必发热。此太阳少阳之别也。少阳之兼证若客热在胸则胸中烦而不呕，或饮成火郁而渴，或邪在腹则腹中疼，或饮聚于胁下则痞硬，或水饮凌心则心下悸，或小便不利，或不渴，或发微热，或咳等，皆小柴胡汤主之。

小柴胡汤方

柴胡半斤　黄芩三两　人参三两　半夏半升（洗）　甘草（炙）　生姜各三两（切）　大枣十二枚（擘）

上七味，以水一斗二升，煮取六升，去滓，再煎，取三升，温服一升，日三服。若胸中烦而不呕者，去半夏、人参，加栝蒌实一枚。若渴者，去半夏，加人参合前成四两半，栝蒌根四两。若腹中痛者，去黄芩，加芍药三两。若胁下痞鞕，去大枣，加牡蛎四两。若心下悸、小便不利者，去黄芩，加茯苓四两。若不渴、外有微热者，去人参，加桂枝三两，温覆微汗愈。若咳者，去人参、大枣、生姜，加五味子半升，干姜二两。

紫极曰：柴胡者，推陈而致新，可使少阳三焦管道污浊之饮自网膜推入肠道。大黄者，亦推陈致新，将肠道中残渣推出体内。柴胡大黄之别，在于柴胡运行小管道，大黄作用大管道。黄芩清郁火，可使三焦管道上玄府孔洞打开。半夏降逆去水饮之结，可使胃胸之饮吸入胃肠之中。人参姜草枣生其新津，陈旧之物由柴胡借半夏而排至肠道，客热余火黄芩清之，新津再生而愈。凡服柴胡剂，得大便通利、嗜睡、腹中肠鸣三条，必有效。

105.血弱气虚，腠理开，邪气因入，与正气相搏，结于胸下；正邪纷争，往来寒热，休作有时，默默不欲饮食；胸胁相连，其痛必下，邪高痛下，故使呕也，小柴胡汤主之。

（紫极）曰：此条为上条之释文，血弱者，少阳虚。气虚者，太阳伤寒。太阳蓄能之后，寒引之邪传至少阳，少阳玄府正气抵御寒邪而应激收缩，三焦玄府则形变，三焦内津液当为之不通，结在胸下，此时饮成。生化之热郁之在里，欲冲破三焦玄府变形而出，时而闭塞，时而通之，故往来寒热，休作有时。生化热郁之在内，亦内冲胃腑，热自胃上冲，则默默不欲饮食。胸胁全系之在肋，三焦玄府形变收缩而饮成，其痛必下。形变愈大，谓之邪气愈大，其痛愈大。生化热不得外散而出，必内冲于胃，故使之呕。

106.服柴胡汤已，渴者，属阳明也，以法治之。

（紫极）曰：柴胡汤推陈致新，陈饮去而新津生，经络通而可愈，若新津所生不足，或生化热郁积过多，客热太旺，郁热散之力度不足，则转为阳明，阳明者阳热津亏，服汤已转渴者，此津液不足，转属阳明也，见是何证，以法治之。

107. 得病六七日，脉迟浮弱，恶风寒，手足温，医二三下之，不能食，而胁下满痛，面目及身黄，颈项强，小便难者，与柴胡汤，后必下重。

紫极曰：少阳证脉弦，热欲出而外有寒邪形变阻之而不得，故脉弦。今脉迟浮弱，恶风寒，手足温，乃太阴中风之证，桂枝汤调之而可愈。本在太阴，医者误下以二三，因下之而伤胃气，以至不能食，胃气败也。胃者生化之源，中焦虚寒则饮生而胁下满痛，胃气败绝则面目身黄，因无血也。颈项强，津液亏也。小便难者，水源乏也。此时急当以茯苓四逆救逆，医见胁满身黄，以之为少阳，与柴胡汤，此又为误，服汤则里急下重，阳气欲从谷道而脱，现死证也。

108. 不渴而饮水呕者，柴胡汤不中与也，食谷者哕。

紫极曰：接上条，不渴而饮水呕，胃气败绝，不可以柴胡汤，柴胡本为邪结少阳，为水饮之结，今胃气败绝而以柴胡汤治之，阳气脱也，食谷则哕，胃气亡也。

109. 伤寒四五日，身热，恶风，颈项强，胁下满，手足温而渴者，小柴胡汤主之。

紫极曰：伤寒四五日而身热恶风，太阳犹在。颈项强则阴亏，邪传至阳明而津损，胁下满则饮停，证并于少阳，手足温则热陷于体液，四末阳气可达，证在太阴。渴者心阳化火不得出，欲得水润其津也，少阴之热化也。此伤寒三阳太阴少阴并病，饮停于胁下，脉必浮弦，小柴胡汤和解主之。病并五经，取中而治之，谓之担法。少阳处中，前担太阳、阳明，后担太阴、少阴之谓也。

110. 伤寒，阳脉涩，阴脉弦，法当腹中急痛，先与小建中汤。不差者，与小柴胡汤。

紫极曰：寸脉阳，尺脉阴。阳涩者，气不足，阴弦者，腹中痛，此腹中虚寒也，与小建中汤补益之。服小建中汤已而不差，复以小柴胡和解之。小建中者，桂枝汤之变方，建其中气，若服此汤而腹中仍痛，此饮结于腹中胃肠系膜所致，当以小柴胡汤去其水饮。

◀ 小建中汤方 ▶

桂枝三两（去皮）　芍药六两　生姜三两（切）　甘草二两（炙）　大枣十二枚（擘）　胶饴一升

上六味，以水七升，煮取三升，去滓，内饴，更上微火消解，温服一升，日三服。

紫极曰：小建中汤自桂枝汤中而来，芍药倍之加饴糖，桂枝汤本为调和营卫，倍芍药以滋阴缓急疗腹痛，加甘药以补益。阴得阳行，阳得阴载，阴阳辗转相生则建中，此为腹中虚痛而设。若服小建中汤仍腹痛，此不为虚，乃为水饮停结在腹内网膜，阳欲得出而阴阻之，则脉现弦。精不足转，脉亦弦，今建中后仍不差，当去水饮之结，小柴胡汤主之。

111. 呕家不可用建中汤，以甘故也。

紫极曰：甘则缓，呕家因胃不降，气上而冲，得甘更不行，故呕家不可以用建中汤，因其甘故也。

112. 伤寒中风，有柴胡证，但见一证便是，不必悉具。

紫极曰：无论伤寒中风之证，传少阳三焦网膜而饮停，证现寒热往来，不欲饮食，胁满而呕，但见一证便是并病在少阳，以小柴胡汤和解之，推邪气自肠道而出。

113. 凡柴胡汤病证而下之，若柴胡汤证不罢者，复与柴胡汤，必蒸蒸而振，却发热，汗出而解。

紫极曰：少阳在三焦，玄府闭结则水道不畅而饮停，邪去则阴阳交通，见柴胡汤证推陈自肠道而下，服汤已而证仍在者，或因误下，仍为柴胡证者，可复与之。三焦畅，阴阳交通后，生化之热蒸水气至表，现发热之证，此少阳转出太阳，汗出而解。观柴胡剂之用，或从肠道推之而下，或阳热蒸水气达于太阳，皆内外交通之候，阴阳调达而病解。

114. 伤寒二三日，心中悸而烦者，小建中汤主之。

紫极曰：素体虚弱，伤寒二三日，太阳发热，郁热必蒸化精气，精变不足，则心中悸动而烦，此精亏之证也，当察其面色恍白，或青或黄，或身体瘦弱，心悸而烦，此发热精气燃烧之故也，当以小建中汤补之。此条乃体质素弱久虚，桂枝甘草汤证为汗后而弱暂虚，精之多寡不同也。

115. 太阳病，过经十余日，反二三下之，后四五日，柴胡证仍在者，先与小柴胡汤。呕不止，心下急，郁郁微烦者，为未解也，与大柴胡汤下之则愈。

紫极曰：太阳病十余日，六经正气已行二周，体质素强，医者用下法二三，虽下之而不弱，少阳证仍在，仍与柴胡汤。柴胡证往来寒热，胸胁苦满，默默不欲食，心烦喜呕，若并阳明之证，肠道不通，气不下行，则呕不止，心下急，郁火在胸而烦躁，当以大柴胡汤下之。大柴胡之设，少阳阳明合并之病。

◁ 大柴胡汤方 ▷

柴胡半斤　黄芩三两　芍药三两　半夏半升（洗）　生姜五两（切）　枳实四枚（炙）　大枣十二枚（擘）　大黄二两

上八味，以水一斗二升，煮取六升，去滓，再煎取三升，温服一升，日三服。

紫极曰：少阳阳明合并病，证现少阳而有大便不通，少阳相火起，以柴胡推陈致新治少阳，黄芩清郁火，芍药敛相火，半夏降逆，加枳实通利五门、宽肠道，大黄推陈致新，使大便排出体外，以姜枣生津。大柴胡本为少阳相火合阳明不通，下之则阴生，不必用参。

116. 伤寒十三日不解，胸胁满而呕，已而微下利，日晡所发潮热，此柴胡证，本不得利，今反利者，知医以丸药下之，非其治也。潮热者，实也，先宜小柴胡汤以解外，后以柴胡加芒硝汤主之。

紫极曰：伤寒过经周身二遍，仍胸胁苦满而呕，此柴胡证，柴胡证本在少阳，不得下利，今现微下利，黄昏时发潮热，知此为医者误下，柴胡证误下，告徒伤胃肠之液，邪入阳明肠道后而燥结，所谓下利者，大便水样。日晡潮热，阳明燥热已起也。先以小柴胡汤解其外证，再以柴胡加芒硝汤荡其肠热。

◁ 柴胡加芒硝汤方 ▷

柴胡二两十六铢　黄芩一两　人参一两　甘草一两（炙）　生姜一两（切）　半夏二十铢（本云五枚，洗）　大枣四枚（擘）　芒硝二两上八味，以水四升，煮取二升，去滓，内芒硝，更煮微沸，分温再服。不解，更作。

紫极曰：芒硝味咸，善于软坚，专攻大便若石，荡胃肠燥热。本在少阳证而医误下，使邪气结于肠道而化阳明燥火，小柴胡解其外，加芒硝荡其热。此方解少阳而攻便。见少阳证而微下利清水，日晡潮热，证兼阳明燥热之机而用此方。

117. 伤寒，十三日过经不解，谵语者，以有热也，当以汤下之。若小便利者，大便当鞕。而反下利，脉调和者，知医以丸药下之，非其治也。若自下利者，脉微当厥，今反和者，知为内实也，调胃承气汤主之。

紫极曰：伤寒十三日过经不解，热郁在中，而现谵语，此传阳明之有热也，当以承气汤下之，见是证，用是方。

然制方有丸散汤膏者也。汤者荡也，其性速也。膏者润也，其易滋也。丸者圆也，其性缓也。散者发也，其善浸也。内有热而燥结于阳明，小便若利，大便当硬，肠道之浊气上冲于胸，则神昏谵语，当以大承气汤荡其热而下。今反见下利，而仍有谵语，脉调和者，知医用丸药下之，丸药者缓，力度不足，虽用之而下利，其热仍在而未出。何以知为医所用丸药下之？若自下利，则脉当厥而微，今脉调和，故知为医所下，虽治之无误，然力度太弱，亦误也。复以调胃承气汤涤其热。

118. 太阳病不解，热结膀胱，其人如狂，血自下，下者愈；其外不解者，尚未可攻，当先解其外，外解已，但少腹急结者，乃可攻之，宜桃桂承气汤。

紫极曰：太阳病，邪陷于腑，则热结膀胱。小便不利，其人躁烦欲发狂，腹中急痛不可按，此血瘀之证也，若血随小便自下，则可自愈。若表证仍在，当先解表，表解而可攻里。用桃桂承气汤。凡小便不利之少腹急结证，皆可以用此方。桃桂承气，使血瘀自大小便而出。人身以三焦网膜相连，血瘀得化，陈血自网膜而入肠道排出，大便当黑。

◈桃桂承气汤方◈

桃仁五十个（去皮尖）　大黄四两　桂枝二两（去皮）　甘草二两（炙）　芒硝二两

上五味，以水七升，煮取二升半，去滓，内芒硝，更上火微沸，下火，先食温服五合，日三服。当微利。

紫极曰：桃桂承气者，乃调胃承气汤加桃仁桂枝。桂枝降冲逆，补中益气，强心力，心主血脉，桂枝强心而使新血出，桃仁化血瘀，旧血去新血生，陈旧随大便而出，则血瘀证可愈。

人身有气血，气者为水，聚则成饮，化饮当苓桂剂。血在脉管，若血妄行，则为瘀血，化瘀当桃桂剂。故可知茯苓化饮之用，桃仁化瘀之用。然无论饮瘀，若化之，必耗能量，主体能力若不足，化饮瘀之药，量愈大则愈伤人，必攻其精。故化饮瘀之时，配以桂枝补中益气，以强主体，气化饮瘀，而可化浊。

119.伤寒八九日，下之，胸满，惊烦，小便不利，谵语，一身尽重，不可转侧者，柴胡加龙骨牡蛎汤主之。

紫极曰：伤寒已至八九日而不愈，医患皆急，急则乱为，以病在里而下之。此时虽已过经，太阳仍在者，仍当解表，不可以下法。若体质素虚，太阳表证未解而下之，则邪气下陷，而现胸满。邪结少阳三焦胸胁玄府之中，逆传心包，而现惊烦。水饮结而小便不利，郁热于阳明则谵语，饮郁结于少阳腠理玄府之间，一身尽重不得转侧，以柴胡加龙骨牡蛎汤主之。

◀柴胡加龙骨牡蛎汤方▶

柴胡四两　龙骨　黄芩　生姜(切)　铅丹　人参　桂枝(去皮)　茯苓各一两半　半夏二合半(洗)　大黄二两　牡蛎一两半(熬)　大枣六枚(擘)

上十二味，以水八升，煮取四升，内大黄，切如棋子，更煮一两沸，去滓，温服一升。本云：柴胡汤，今加龙骨等。

紫极曰：伤寒误下而邪气内陷，表证不见而里证出，因体质故，现少阳者，其胸满惊烦小便不利，郁热在里，引动阳明者，谵语。饮在分肉间，一身尽重者太阴。见阳明太阴证，当用担法和解其中。柴胡推陈致新和解少阳，黄芩清客热，二者相须使用。柴胡若与白芍相须使用，此为敛相火，与柴胡黄芩之用稍有别。半夏大黄清阳明之实热，桂枝茯苓去太阴之湿饮，人参姜枣生新津，以铅丹重镇心神，以除心惊烦。龙骨牡蛎收敛其精：龙骨者，土中万年之物，以敛后天脾中之精；牡蛎者，海中之灵，以敛先天肾中之精。凡遗精白浊带下之证，重用龙骨；小便失禁自汗出口水多，重用牡蛎。

120.伤寒，腹满，谵语，寸口脉浮而紧，此肝乘脾也，名曰纵，刺期门。

121. 伤寒，发热，啬啬恶寒，大渴欲饮水，其腹必满。若自汗出，小便利，其病欲解；此肝乘肺也，名曰横，刺期门。

紫极曰：此二条为针刺之法。伤寒主体忽受风寒所致，必速而解之，否则易变生他证，久则成病。因人有六经，即六条玄府管道，其中错综复杂，用方药而统治之。若病机简，郁及一处，当用针时，针动机关，其证自解。

寸口脉浮而紧，其在表，太阳伤寒之脉，而现腹满谵语，此为邪气内陷于阳明而表证仍在，此病气从外及里，阳明之热不得透出，内外相隔，为肝乘脾，名纵，纵者，顺乘也，肝不疏泄以致郁热脾胃，刺期门穴。

若恶寒发热，表证仍在，而现口渴欲饮水，饮水后若化成液，正气集于肺，阳气复，自汗出，小便利，则病自解。若渴欲饮水，只现腹满不化，水液不得达于肺中，为肝乘肺，名横，横者，反侮也，刺期门穴。

纵时为阳热不得外散，郁聚于内。横时为水液不得上承，汗血无源。此中有阻，阻之在肝，肝不疏泄，内外不通。有浮络黑色现于期门穴位，此其候也。取针浮络，令黑血出，肝气疏动，内外交通，其病可愈。若无黑色浮络现于期门穴者，不得为纵横之病，不可针之。此病在少阳，饮结三焦，当柴胡剂主之。

122. 太阳病二日，反烧瓦熨其背，大汗出，火热入胃，胃中之水竭，躁烦，必发谵语。十余日振栗，自下利者，此为欲解也。其汗从腰以下不得汗，故欲小便不得，反呕，先欲失溲，足下恶风，大便鞭，小便当数，而反不数及不多，大便已，头卓然而痛，其人足心必热，谷气下流故也。

紫极曰：凡伤寒作汗，自正气内复，生化热熏蒸玄府，玄府正常开阖，邪去而汗出，非为外来热熨逼汗。今有病伤寒者，或炙或烤，皆不得正治。

《内经》云：阳者，卫外而为固也。太阳玄府司开阖，主御卫外邪作用，非唯寒邪可使玄府闭塞。人惊吓之时，玄府收缩，碰到热水之后，玄府亦会收缩。太阳玄府防御机制启动，为应激即时对外反应而设。而寒邪本主收引，太阳玄府遇寒应激而收缩，复受寒收引，虽已远离外界寒邪，但玄府形变不得恢复正常，是谓伤寒。若以热刺激，太阳玄府亦会应激收引，因无寒邪助之收缩，当适应环境后，太阳玄府慢慢放松而开。

今太阳伤寒二三日，太阳玄府未开，内已郁热，若以外热熨其汗，热则开玄府，而太阳玄府收缩蓄能仍在，虽玄府开，但徒汗出耳，津液亏损益甚，此为火热入胃，胃中水竭，大便必结而躁烦，矢气上冲于脑则谵语，可调胃承气加增液之方法。过十余日，若身上振寒，而自下利者，津液自回也，此为欲解。

津液所生在饮食，肠道吸入则津液复。火热入胃，津液亏损，客热上冲，热蒸汗而上，因津液大亏故，反腰下不得汗，小便不得，而似小便不禁，若热淋之状。热气上冲则反呕，大便硬，腰下无阴以涵阳，自感足下恶风。若无火攻之阳明胃燥，小便当数，今不见数反不得。大便已，中气动，热气上冲则头卓然而痛，谷气随胃气下行则足心热。

伤寒之表证，切不可火攻，凡病欲得汗，皆当养正气以解表，正气足逼邪外出而汗，此为正治。

123. 太阳病，中风，以火劫发汗，邪风被火热，血气流溢，失其常度，两阳相熏灼，其身发黄。阳盛则欲衄，阴虚小便难，阴阳俱虚竭，身体则枯燥，但头汗出，剂颈而还。腹满、微喘、口干、咽烂，或不大便，久则谵语，甚者至哕，手足躁扰，捻衣摸床；小便利者，其人可治。

紫极曰：太阳中风本自汗出，名曰相火不藏。今复以火劫再汗，火热入胃，相火蒸腾，两阳相合则蒸津，津亏则血少，身现发黄。阳热动血，血欲自鼻而出，津亏则水无源，小便难，阴阳俱虚竭之证。身体无津液滋养则枯燥，头为诸阳之首，阳欲亡头汗自出，至颈而还。咽为诸阴之会，阳经至头而阴经至咽，今阴亏火热甚，阴损阳欲亡，则喘而口干咽烂，腹中津亏则大便结而腹满，久则谵语。阳明结实在中，上下不交通，甚则至哕。手足躁动，捻衣摸床，目发直，此危证，若见得小便者，津还未亡，尤可治，当承气汤急下存阴。

124. 伤寒，脉浮，医以火迫劫之，亡阳，必惊狂，起卧不安者，桂枝去芍药加蜀漆牡蛎龙骨救逆汤主之。

紫极曰：伤寒欲汗解表，必自内而外出蒸开玄府，以为正治。若以火劫，则徒伤其阴，其甚者必亡阳。亡阳之状，津亏阳无所依，神不得养必惊狂，卧起不安。当急去救逆，以桂枝去芍药加蜀漆牡蛎龙骨汤。凡披火劫若烧烫之伤，火伤而亡阳者，惊狂失眠之证，皆可以此而治。

桂枝去芍药加蜀漆牡蛎龙骨救逆汤方

桂枝三两（去皮）　　甘草二两（炙）　　生姜三两（切）　　大枣十二枚（擘）　　牡蛎五两（熬）　　蜀漆三两（洗去腥）　　龙骨四两

上七味，以水一斗二升，先煮蜀漆，减二升，内诸药，煮取三升，去滓，温服一升。本云：桂枝汤，今去芍药，加蜀漆、牡蛎、龙骨。

紫极曰：火劫伤阴，津化浊痰，津亏阳无所依，火劫之甚必亡阳，亡阳则神飞，则急当强心安神，不可以滋阴，弱火见水则必灭。火劫必炼液为痰，阻塞经络，此方以桂枝甘草汤强心力，龙骨牡蛎安心神，蜀漆去胶固之痰，姜草枣缓补其阴，心神安，心力强，行阴于内则救逆。

125. 形作伤寒，其脉不弦紧而弱，弱者必渴，被火者，必谵语，弱者发热，脉浮，解之，当汗出而愈。

紫极曰：伤寒麻黄汤脉必浮紧方可用之，今作伤寒而脉不浮紧而弱，为麻黄汤之禁忌，不可发汗，脉弱而伤寒者，津亏也，津亏必渴。若披火劫，则津亏甚，必发阳明秘结而谵语。但见脉弱而发热，脉见浮者，可以桂枝汤解之，汗出而愈。此亦禁火劫之条例。

126. 太阳病，以火熏之，不得汗，其人必躁，到经不解，必清血，名为火邪。

紫极曰：凡太阳表证，皆禁火劫，以保其津。若以火劫，则津亏甚。若体质本津液有伤，虽火劫逼汗，而津不足亦不得汗出，津液更亏而烦躁，大便动血，此为火邪。

127. 脉浮，热甚，反灸之，此为实，实以虚治，因火而动，必咽燥，吐血。

紫极曰：太阳病脉浮发热，当解表汗出，脉静身凉而愈。今反灸之，灸亦久火，本为治其虚寒，今表实亦灸，为以实治实，名曰火劫，火劫伤阴，咽为诸阴所聚之地，必咽燥吐血。

128. 微数之脉，慎不可灸；因火为邪，则为烦逆，追虚逐实，血散脉中，火气虽微，内攻有力，焦骨伤筋，血难复也。

紫极曰：数为客热，其津本亏，慎不可火劫，以火攻之则津更伤而烦逆，火邪入血，伤于筋骨，血难复也，他日必有难言之隐。

129. 脉浮，宜以汗解，用火灸之，邪无从出，因火而盛，病从腰以下必重而痹，名曰逆也。欲自解者，必当先烦，乃自汗而解。何以知之？脉浮，故知汗出解也。

紫极曰：太阳脉浮以汗解为正治之法，今用火劫，徒伤其阴，而邪无所出，太阳蓄能仍在。火劫劫阴，津亏小便不利，腰以下无滋养，必重而痹。痹者，血不足以养，麻木不仁也，此名为逆。若欲自解，则阴阳交通，必先烦躁，战汗出而自解。

130. 烧针令其汗，针处被寒，核起而赤者，必发奔豚，气从少腹上冲心者，灸其核上各一壮，与桂枝加桂汤。

紫极曰：烧针亦为火劫，火劫则伤阴。太阳本当解表，今烧针令血热而沸，生化之热速生，火力虽小，内攻有力。针后披寒则针孔闭，热不得外行，势必外冲针眼，核起而赤，相火扰内，发为奔豚，气从少腹上冲于心。脐下肠道正常生理津液上行于肺心，所谓奔豚者，非正常津液上行，或因浊气，或为痰饮，其上冲者，必发奔豚。苓桂甘枣汤之证为汗后脐下水饮不得上行于肺心而欲发为奔豚，此条为烧针动血，而后披寒，相火上扰，浊气无从而出，上冲于心。当灸其核上，灸之意，去其核上之寒披，开血热之出路。

而后与之桂枝加桂汤。

◢桂枝加桂汤方◣

桂枝五两（去皮）　芍药三两　生姜三两（切）　甘草二两
（炙）　大枣十二枚（擘）

上五味，以水七升，煮取三升，去滓，温服一升。本云：
桂枝汤，今加桂满五两。所以加桂者，以泄奔豚气也。

紫极曰：桂枝加桂汤为桂枝汤加桂枝，桂枝补中降逆强心，
以去其浊，芍药敛其相火，所谓加桂者，强其心力，心力
增强则降浊于下，此桂枝降逆之功能。此病证素体大便有
秘，而矢气之浊生于肠道，若相火引动浊气上冲，或因惊
吓而神失，则矢气亦上冲于心，所治之法，唯强心力。肠
胃之外为三焦网膜，食入于胃，散精于肝，浊气归心，三
焦之道路相连于肝与肠之间，肠中矢气不守，则透出于网膜，
入于肝中，上冲于心，此病机也。惊吓之奔豚，此方亦治。
体受外伤之核上赤起，欲发奔豚者，亦可以此而治之。桂
枝为牡桂，其为桂条之心，性散，善强心力，心力强则降逆，
此补中降逆之功效。肉桂为桂之皮，其性为敛，若桂枝加
桂之桂为肉桂，则强命门之力，所谓命门者，七节之傍，
中有小心者也。心肾不交之失眠，常觉脐下动悸者，可以
桂枝加肉桂方。

131. 火逆，烧针汗之，因烦躁者，桂枝甘草龙骨牡蛎
汤主之。

紫极曰：上条因肠道有矢气，火劫动相火引矢气上冲而欲发
奔豚之证。此条亦为烧针火逆，因素体有津亏，汗后津更
亏而烦躁，以桂枝甘草龙骨牡蛎汤主之。

桂枝甘草龙骨牡蛎汤方

桂枝一两（去皮）　甘草二两（炙）　牡蛎二两（熬）　龙骨二两

上四味，以水五升，煮取二升半，去滓，温服八合，日三服。

紫极曰：汗后欲发奔豚，为脐下有浊饮，当化饮而强心，用苓桂甘枣汤。今素体阴亏，火逆汗出而津更伤者，现烦躁之证，为津亏，此君相二火同动，当安抚二火为主，以桂枝甘草汤强心，龙骨牡蛎敛肾，肾水生，心力强，津液自复而烦躁去。凡君相二火同动不守而亢进者皆可用此方义。若脐下有饮，仍加茯苓大枣，以化饮生津。

132. 太阳伤寒者，加温针，必惊也。

紫极曰：伤寒必须解表，不可以火逆伤津，解表之用，玄府开而邪热去，若火劫则徒伤其阴，阴不足以养神则必惊。

133. 太阳病，当恶寒发热，今自汗出，不恶寒发热，关上脉细数者，以医吐之过也。一二日吐之者，腹中饥，口不能食；三四日吐之者，不喜糜粥，欲食冷食，朝食暮吐，以医吐之所致也，此为小逆。

紫极曰：太阳伤寒证，本恶寒发热，今见不恶寒而发热，自汗出，关上脉细数，知为医吐之误。何也？吐之气机上升，肺叶振荡，热冲于玄府而自汗出，反不恶寒。但胃气因吐之故已虚，故关上脉小细数，但玄府已开，此为小逆。所谓小逆也，吐后汗出，太阳玄府蓄能已解，而伤胃气。一二日吐之，腹中现饥，但不能食，脾主运，胃主降，能食在于胃气之降，知饥在于脾气之运。今虽饥不欲食，为脾气运化仍在，但胃气因吐之故已伤，此降胃气之治，大半夏汤主之。若三四日郁热太过而吐之，欲食冷食，朝食暮吐，此胃之动力已弱，客热太甚，脾不运化，客热喜寒食，脾弱则不化，朝食暮吐，当温其胃，健其脾，吴茱萸汤主之。

134. 太阳病，吐之，但太阳病当恶寒，今反不恶寒，不欲近衣者，此为吐之内烦也。

紫极曰：病在上者，取而越之，吐法为胸膈中之痰饮实邪而设也。今太阳伤寒在表，非为在胸膈之中，吐之则空动膈气，胃气逆而上冲，为医家之过，客逆上冲，反不欲近衣，内烦生也。

135. 病人脉数，数为热，当消谷引食，而反吐者，此以发汗，令阳气微，胃气虚，脉乃数也。数为客热，不能消谷，以胃中虚冷，故吐也。

紫极曰：常人之脉，缓而有力，数则为热，生化之热郁而不去，谓之客热，非主体消化动力之源。入谷即吐者，胃中虚冷之故，动力不足也。何以故？医家吐之误也，吐则气逆，以为发汗，而伤其胃阳，胃气虚，不得消谷，食则吐。当温胃，宜理中汤。

136. 太阳病，过经十余日，心中温温欲吐，而胸中痛，大便反溏，腹微满，郁郁微烦，自欲极吐下者，先此时，与调胃承气汤；若不尔者，不可与；但欲呕，胸中痛，微溏者，此非柴胡证，以呕极吐下，故知也。

紫极曰：太阳过经十余日，胃中不适欲吐，胸中痛，而大便溏，心中烦，此因太阳病久，胃中宿食不化而生毒，郁于中焦，此非柴胡证，柴胡证虽有呕逆，然非自欲极吐下之证状。

未曾吐下，先与调胃承气汤而解胃中之毒气。若无自欲极吐下之证，此乃柴胡汤证，不可以与调胃承气汤。

137. 太阳病，六七日，表证仍在，下之，脉微而沉，反不结胸，其人发狂者，以热在下焦，少腹当鞕满，小便自利者，下血乃愈。所以然者，以太阳随经，瘀热在里故也。抵当汤主之。

紫极曰：太阳当解表，而医误下，郁热则内陷于里。邪气自表陷于里，或为结胸，或为痞满，或瘀热结于下焦，小便不利而少腹急结者，瘀热结于膀胱，桃桂承气汤主之。若小便自利者，知热结不在膀胱，而结于胃肠外三焦，抵当汤主之。水结之证在胃为五苓散证。血结之证，小便不利者，瘀积在膀胱，小便利者，血结在三焦。脉沉在里，其人脉微，血结之故。三焦血结，道路不通，矢气上冲于脑，其人发狂，少腹硬满，为有形之结。下血乃愈。

抵当汤方

　　水蛭(熬)　虻虫各三十个(去翅足,熬)　桃仁二十个(去皮尖)　大黄三两（酒洗）

　　上四味，以水五升，煮取三升，去滓，温服一升，不下，更服。

紫极曰：水蛭生于水中，善吸恶血，虻虫空中之虫，善破瘀血，桃仁活血生新血，大黄推陈致新。四物合用，水陆空三军以大黄为将军指使，破其旧瘀而生新。瘀血自大便出而愈。

138. 太阳病，身黄，脉沉结，少腹鞕，小便不利者，为无血也；小便自利，其人如狂者，血证谛也，抵当汤主之。

紫极曰：此条接上条之辨，少腹硬，脉沉结，若血结之证，但其人无如狂之证，而小便不利，身黄者，血不足也，小便不利为瘀热结在膀胱，不可攻下，五苓散主之。若小便自利，其人如狂，方为血结之证，宜抵当汤。

139.伤寒，有热，少腹满，应小便不利，今反利者，为有血也，当下之，不可余药，宜抵当丸。

紫极曰：伤寒发热少腹满，小便不利者，热结于膀胱，宜桃桂承气汤。今小便利者，知不在膀胱，少腹满而无硬便者，三焦血结之初也，当缓下之，宜抵当丸。

抵当丸方

　　水蛭二十个（熬）　虻虫二十个（去翅足，熬）　桃仁二十五个（去皮尖）　大黄三两

　　上四味，捣分四丸。以水一升，煮一丸，取七合服之。晬时当下血，若不下者，更服。

紫极曰：丸者缓也，汤者速也，抵当汤量大而速，治血结已成。丸量小而分作四丸，每煮一丸，连渣服之，用汤先扫荡，渣随而缓下，下血则愈。

140.太阳病，以饮水多，小便利者，必心下悸；小便少者，必苦里急也。

紫极曰：太阳病，若饮水过多或强灌之，因病在表，正气化水之功能不足，而饮结于心下，必心下悸。若小便少者，为小便不利，必苦里急。

141.问曰：病有结胸，有藏结，其状何如？答曰：按之痛，寸脉浮，关脉沉，名曰结胸也。何谓藏结？答曰：如结胸状，饮食如故，时时下利，寸脉浮，关脉小细沉紧，名曰藏结；舌上白苔滑者，难治。

紫极曰：伤寒误下，热邪陷于胸中而成结胸。若三焦痰饮阻而不利，腑通饮食如故，营气不得转入于脏，则为藏结，因痰饮故，时时下利。二者之证，胸按之而痛，中焦阻塞不通，上下不得交通，寸脉皆浮。结胸者，关脉沉，藏结者，关脉小细沉紧。若藏结而舌上白苔滑者，为藏间痰饮盛，为难治。

142.藏结，无阳证，不往来寒热，其人反静，舌上苔滑者，不可攻也。

紫极曰：藏结因痰饮结于三焦间，生化不足，无三阳热证，其人静，痰饮盛而舌上苔滑，不可攻，攻则伤正气，痰饮更生。

143.病发于阳，而反下之，热入，因作结胸。病发于阴，而反下之，因作痞。所以成结胸者，以下之太早故也。

紫极曰：病发于阳，体质之阳也，发热而恶寒，本当麻黄汤而误下之，则邪陷于胸而成结胸。病发于阴，体质素虚也，发热而汗出，本当桂枝汤而误下之，则邪陷于腹而成痞证。见一分恶寒，便有一分表证，必先解表，不得早下。

144.结胸者，项亦强，如柔痉状，下之则和，宜大陷胸丸。

紫极曰：结胸之证，因邪热陷于胸中，热与水结而成痰饮，热饮聚于胸中，三焦玄府应激而御势必收缩，热郁于内，时时自汗出，津液不得上承，而项颈强痛，如柔痉之状，宜大陷胸丸。柔痉无结胸证，即胸中不疼，不拒按，当用桂枝加栝蒌汤。此方证为热饮聚于胸之初结，其未成实，若柔痉之证而用之。

◀ 大陷胸丸方 ▶

大黄半斤　葶苈子半斤（熬）　芒硝半斤　杏仁半升（去皮尖，熬黑）

上四味，捣筛二味，内杏仁、芒硝研如脂，和散，取如弹丸一枚；别捣甘遂末一钱匕，白蜜二合，水二升，煮取一升，温顿服之。一宿乃下。如不下，更服，取下为效。禁如药法。

紫极曰：葶苈去饮，杏仁涤痰，芒硝攻坚，大黄推陈，甘遂无痰不去，其力最峻。杏仁熬黑者，熬出其油，葶苈炒而力缓，因结胸在上，当用其缓，四药合成丸散，取弹丸一枚，别用甘遂末捣与白蜜同煮，连渣顿服，下之乃愈。若未下，经宿次日更服，取下为度。所谓丸药煮后连渣之服，用汤先荡，取用先锋，药渣随之，帅与其后。

145. 结胸证，其脉浮大者，不可下，下之则死。

紫极曰：结胸脉寸浮关沉，今结胸证具，而其脉浮大者，表证仍在，里结已实，不可下之，下之则结胸更甚，郁闷而死。

146. 结胸证悉具，烦躁者，亦死。

紫极曰：阳绝则烦躁，结胸证悉具，而烦躁，阳欲绝也，亦死证。

147. 太阳病，脉浮而动数，浮则为风，数则为热，动则为痛，数则为虚，头痛发热，微盗汗出，而反恶寒者，表未解也，医反下之，动数变迟，膈内拒痛，胃中空虚，客气动膈，短气躁烦，心中懊侬，阳气内陷，心下因鞕，则为结胸，大陷胸汤主之。若不结胸，但头汗出，余处无汗，剂颈而还，小便不利，身必发黄也。

紫极曰：常人之脉缓，今脉浮而动数，表邪在外，客热在内，头痛发热，微自汗出，此太阳温病证。见一分恶寒，便有一分表证，必当解表，今见恶寒而医者误下，则或成结胸。结胸之证，动数之脉变迟，寸脉浮，关脉沉，膈拒按，按则痛，此热气内陷，与水相结而聚于胸中，结成热饮，发为结胸。结胸之病在膈，胃中空虚，心中热，短气而躁烦，心下结硬为实，当大陷胸汤主之。若热力小而与水相结，热雾结于胸中，则为栀子豉汤证。

若膈不拒按，无结胸证，则热未与水结成聚于胸内，只为湿热之聚，遍行全身，湿欲下行而热蒸之，热欲外达而湿引之。头为诸阳之首，热出于阳首则头汗出，至颈则有阴经，湿可牵引其热，不得汗出，湿不得下行则小便不利，湿热蒸化于血则身必发黄，茵陈蒿汤主之。

大陷胸汤方

大黄六两（去皮）　芒硝一升　甘遂一钱匕

上三味，以水六升，先煮大黄，取二升，去滓，内芒硝，煮一两沸，内甘遂末，温服一升。得快利，止后服。

紫极曰：大黄推陈，芒硝攻坚，甘遂逐上下之痰水，陷胸为水结在胸，膈处中脘穴拒按而痛，其所结者，在三焦之道，以硝黄涤荡，甘遂逐水，服后痰饮水结自大便而出，利后快然，中病即止。

148. 伤寒六七日，结胸热实，脉沉而紧，心下痛，按之石鞕者，大陷胸汤主之。

紫极曰：伤寒六七日仍在太阳，郁久则热大，医反下之，热陷为结胸，脉沉而紧，紧则为痛，心下拒按，按之石硬，此三焦之道路实结，当大陷胸汤涤荡其热。

149. 伤寒十余日，热结在里，复往来寒热者，但结胸无大热者，此与水结在胸胁也，与大柴胡汤。但头微汗出者，大陷胸汤主之。

紫极曰：伤寒不论何因，热结于里，若现往来寒热者，胸中饮实而痛，即无大热，此水结也，大便因而不通，知仍在少阳之地，证在阳经，当大柴胡汤下之而愈。若结胸证成，胸膈拒按，头微汗出，此热饮水结在里，而用大陷胸汤。

150. 太阳病，重发汗，而复下之，不大便五六日，舌上燥而渴，日晡所小有潮热，从心下至少腹鞕满而痛不可近者，大陷胸汤主之。

紫极曰：太阳病重发汗，津液已伤，而复下之，更伤津液，邪热内陷，肠胃因而燥干，不大便五六日，津亏舌上燥而渴，阴亏于阳明，日晡小有潮热，此阳明之热蒸也。津本亏损，复热蒸之，则炼液为痰，结于三焦网膜之中，痰热胶合，心下至少腹玄府形变，硬满而痛不可碰，大陷胸汤主之。陷胸汤专为痰饮与热结实于三焦而设，可逐脓痰浊饮自三焦入于肠道，胸腹三焦道路实结者而现里热之证者，皆可用之。

151. 小结胸病，正在心下，按之则痛，脉浮滑者，小陷胸汤主之。

紫极曰：小结胸较大结胸为轻，热饮其正结于胸下，胃之侧，按之则痛，不按不痛，因有痰阻而轻，气机仍可运行，脉现浮滑，小陷胸汤主之。小陷胸之证或因医者误下，或体质使然，必胃中热饮而结。

小陷胸汤方

黄连一两　半夏半升（洗）　栝蒌实大者一枚

上三味，以水六升，先煮栝蒌取三升，去滓，内诸药，煮取二升，去滓，分温三服。

紫极曰：黄连厚肠胃，导心热下行入于小肠，增小肠动力之功，苦可燥湿化浊，清实火。半夏降逆去痰饮，心下胃侧之饮尽吸胃中。栝蒌实开结通利。三药合用，饮结开降于下而火可清，此证可除。

大陷胸汤之用，自胸至腹热痰结实不可近，心下胃中结硬拒按。小陷胸汤之用，结于心下胃侧，按之则痛，不按不痛。大陷胸丸之用，结于胸中痛，汗出，项背强几几。此三者之别也。

152. 太阳病，二三日，不能卧，但欲起，心下必结，脉微弱者，本有久寒也，反下之，若利之，必作结胸；未止者，四日复下之，此作协热利也。

紫极曰：太阳病，医者下之，邪气必内陷于胸，成结胸之证，寸脉浮，关脉沉，结胸证具，不能卧，但欲起。若结胸证具，而脉现微弱者，因体质有久寒，或自下利，或医者之下，邪自表陷里，必作结胸。若利不止，或医者复下之，不能作结胸，邪气内陷于肠胃而作协热利，葛根芩连汤主之。

　　结胸之证，郁热之邪内陷，与水饮相结在胃肠之外，不与胃肠相通，故痛作。协热之利，亦热邪与水饮相合，但与胃肠相通，热水源源不断流注胃肠，是以热利不止。

153. 太阳病，下之，其脉浮，不结胸者，此为欲解也；脉促者，必结胸也；脉细数者，必咽痛；脉弦者，必两胁拘急；脉紧者，头痛未止，脉沉紧者，必心下痛；脉沉滑者，协热利；脉数滑者，必下血。

紫极曰：太阳病邪在阳，本当解表，医者误下，因体质故，邪气内陷而现证不同。若下后脉仍浮，此邪未内陷也，体质之强也，不作结胸，此为欲解。若脉促者，邪气下陷，正气敌之，然脉现促，邪气终于内陷，促者气强热多，与饮相结，必结于胸。若脉细数，此寒邪陷于躯壳，因脉弱故，郁热不甚，内生化之客热出无所由，势必上冲于咽，必咽痛。若脉弦，则为水饮量多，虽与热合，但不成热水，邪陷少阳，两胁拘急之少阳证。若脉紧，紧则为寒，寒邪之盛，仍蓄能于太阳，表证仍在，头痛未已。若脉沉紧，则寒邪陷于内，寒使形变，结于心下，必心下痛。若脉沉滑，滑则为实，沉为在里，热饮流注胃肠，作协热利。若脉数滑，数为客热，滑为热实，热实动腑，大小便下血。此条为误下后，因体质不同，辨脉而知内陷于何证。

154. 病在阳，应以汗解之，反以冷水潠之，若灌之，其热被却不得去，弥更益烦，肉上粟起，意欲饮水，反不渴者，服文蛤散；若不差者，与五苓散。

文蛤散方

文蛤五两

上一味为散，以沸汤和一方寸匕服，汤用五合。

紫极曰：病在阳当以汗解，太阳玄府本受寒苦，形变收缩，若复受冷水之激，或复受寒风之袭，或饮以冷水，或体质特异，形变难开，皆可使表更实，玄府愈紧愈收而起寒粟，其内生化之热郁之更多而不得外出，其人弥烦，内有热故欲饮水自救，而有水饮，实则不渴。因表气太实故，玄府紧闭而粟起，当服文蛤散，使热邪自小便而出，气机得以疏动。若服后不差，则热饮相合，偏于其表，可与五苓散。文蛤之象，若屋檐之漏，其咸而润，太阳玄府反应过激难开之时，从内漏之，使水自小便热而出，病得愈。

155.寒实结胸，无热证者，与三物白散，小陷胸汤不可服。

紫极曰：无热证之结胸，谓之寒实结胸，陷胸汤本为热结而设，今为寒实，不可得用。与三物白散。

三物白散方

桔梗三分　巴豆一分（去皮心，熬黑，研如脂）　贝母三分

上三味，为散。内巴豆更于白中杵之，以白饮和服。强人半钱匕，羸者减之。病在膈上必吐，在膈下必利。不利，进热粥一杯；利过不止，进冷粥一杯。

紫极曰：桔梗去肺中之痰，贝母去十二重楼气管之痰。贝母之象，花开于上，似重楼之咽。巴豆大热而利，逐一切寒积实邪，巴豆见热则利，遇冷则利止，先去皮心用其仁，炒黑出油，共研为脂。病在上者逐之为吐，病在下者逐之

为利，若不利，进热粥，遇热则利，若利不止，进冷粥，遇冷利止。巴豆之用去一切寒邪之实积。

156. 太阳与少阳并病，头项强痛，或眩冒，时如结胸，心下痞鞕者，当刺大椎第一间、肺俞、肝俞，慎不可发汗。发汗则谵语，脉弦。五六日谵语不止，当刺期门。

紫极曰：太阳未罢而传少阳，谓之太少并病，太阳头项强痛若眩冒，少阳者心下痞硬时有时无，凡少阳之证，在于表里之间，忽左忽右，时有时无之证。此邪已并少阳，热与饮已结，但未结实，慎不可再发汗。发汗为阳，热随汗去，若热气已成热水，其质已重，汗发不能出，徒伤正常之津液，且助体内热邪，慎之慎之。此当刺大椎出血，大椎在督脉，刺血热出，气机疏动而灵活，刺肺肝二俞，疏动气血，气机流转则热自可去。若发其汗，则津伤，热更大，阳明之燥热起，发为三阳并病，谵语不止，环期门四周，有黑色浮络者，尽刺之。刺期门之意，亦使气机流转也。

157. 妇人中风，发热恶寒，得之八九日，经水适来，热除而脉迟身凉。胸胁下满，如结胸状，谵语者，此为热入血室也，当刺期门，随其实而泻之。

紫极曰：妇男之别在于经水，经水为乳汁下行所化，其所行之路在中脉，妇人太阳表证，经水适来，经下阳则内虚，邪陷三焦自行随经而出，切不可使少阳三焦之路阻，亦不可以发汗，经水为血，见血者不可以发汗，小柴胡汤主之。凡妇人之伤寒适经水之时，不得用他方，唯小柴胡和之。经下而热除，脉静身凉而病得愈。若三焦阻塞，则少阳结，胸胁下满，谵语如见鬼状，此邪气陷于少阳三焦，谓之热入血室，当刺期门，疏动气机。汤药仍以小柴胡汤加减主之。

158. 妇人中风，七八日，续得寒热，发作有时，经水适断者，此为热入血室，其血必结，故使如疟状，发作有时，小柴胡汤主之。

紫极曰：妇人中风，七八日恰逢经中，而得往来寒热，经水适断，此为热入血室，血结于胞宫之中，如疟状发作有时，小柴胡汤主之。

159. 妇人伤寒，发热，经水适来，昼日明了，暮则谵语，如见鬼状者，此为热入血室，无犯胃气及上下焦，必自愈。

紫极曰：妇人伤寒适经水来，经水亦为下行，邪气当内陷而入于血室，昼日阳盛无事，暮则阴盛，如见鬼状。无犯他法，经止而邪随经外出，必自愈。

160. 伤寒六七日，发热微恶寒，支节烦疼，微呕，心下支结，外证未去者，柴胡桂枝汤主之。

紫极曰：伤寒六七日，表证仍在，发热微恶寒，支节烦疼，又现微呕，心下支结，此三焦网膜少阳之证结，为太阳少阳并病，柴胡桂枝汤主之。太阳伤寒之表并少阳半表半里，必在肌间，故支节烦痛，因有少阳之证现，当和解之。

◢柴胡桂枝汤方◣

桂枝（去皮）　黄芩各一两半　芍药一两半　人参一两半　甘草一两（炙）　半夏二合半（洗）　大枣六枚（擘）　生姜一两半（切）　柴胡四两

上九味，以水七升，煮取三升，去滓，温服一升。本云：人参汤，作如桂枝法，加半夏、柴胡、黄芩；复如柴胡法，今用人参作半剂。

紫极曰：柴胡桂枝各用一半之量相合为此汤，柴胡汤和解少阳，桂枝汤解肌，二汤相合，以解太阳少阳之并。

161. 伤寒五六日，已发汗而复下之，胸胁满，微结，小便不利，渴而不呕，但头汗出，往来寒热，心烦者，此为未解也，柴胡桂枝干姜汤主之。

紫极曰：伤寒五六日，汗后复下，因体质故，微结于胸胁，膀胱气化不足，小便不利，胃中亏津，客热生而渴，客热上冲头汗出，心中烦，结于三焦少阳，往来寒热，此为未解。此证似虚痨之证，虚痨之病，胃中客火，津液不足，多食而瘦，往来寒热，心中但烦，头汗自出，不呕而渴，小便不利，胸胁微满，动则汗出。

◀柴胡桂枝干姜汤方▶

柴胡半斤　桂枝三两（去皮）　干姜二两　栝蒌根四两　黄芩三两　牡蛎二两（熬）　甘草二两（炙）

上七味，以水一斗二升，煮取六升，去滓，再煎取三升，温服一升，日三服。初服微烦，复服，汗出便愈。

紫极曰：柴胡和解少阳三焦网膜，桂枝行于肌中。皮毛之下，脏腑之外，柴桂相合解之，且柴胡推陈而致新，桂枝补中益气，致新而推陈，二者合用，主客相宜。黄芩去客热浮游之火，牡蛎敛浮阳，凡阳在头上，浮阳上亢者，牡蛎皆可收之。以甘草干姜汤守中，使相火得以收藏，栝蒌根滋阴，使津液行于血脉之中，血脉中液足则渴除。

162. 伤寒五六日，头汗出，微恶寒，手足冷，心下满，口不欲食，大便鞕，脉沉细者，此为阳微结，必有表，复有里也；脉沉细，病在里也；头汗出，病在表也；假令纯阴结，不得复有外证，悉入在里，此为半在里半在外也；脉虽沉细，不得为少阴病，所以然者，阴不得有汗，今头汗出，故知非少阴；可与小柴胡汤，设不了了者，得屎而解。

（紫极）曰：凡有表里之证同具，忽左忽右之证状，皆在少阳三焦，以小柴胡和解之。今伤寒五六日，头汗出，微恶寒，此为表证。手足冷，心下满为中阻不通。脉沉细，不欲食，大便结为里证。阴不得有外证，阳不得有里证，此表里之证同在。内有硬屎，外有恶寒，玄府闭而郁热不得去，上冲于头则头汗出，中焦饮阻，气机不畅，阳气不能达于四末，则心下满，手足冷。小柴胡汤和之，得屎而解。

163. 伤寒五六日，呕而发热者，柴胡汤证具，而以他药下之，柴胡证仍在者，复与柴胡汤，此虽已下之，不为逆，必蒸蒸而振，却发热汗出而解；若心下满而鞕痛者，此为结胸也，大陷胸汤主之；但满而不痛者，此为痞，柴胡不中与也，宜半夏泻心汤。

（紫极）曰：伤寒五六日现柴胡汤证之发热而呕，未用柴胡汤和解，而用下法，若下后柴胡证仍在，仍复与柴胡汤，服汤已阳气复，蒸蒸汗出而解。若胸满拒按，则热邪内陷结成热饮，胸中三焦热实之结，大陷胸汤主之。柴胡证虽在三焦，气机仍可疏动，发为往来寒热，若陷下三焦结实，则变作结胸，柴胡证罢。若心下满按之不痛者，此为痞，因柴胡证罢，不复与柴胡汤，宜半夏泻心汤。结胸之证为表邪陷于胸中之网膜，热邪与水相结而成实，实则拒按。痞证之人，素肠胃不足，邪气下陷而入于胃侧之三焦，胃体空虚，邪热相结，因中有虚体之胃，按之不痛，以半夏泻心汤逐胃周之热邪。

◀ 半夏泻心汤方 ▶

半夏半升（洗）　黄芩　干姜　人参　甘草（炙）各三两　黄连一两　大枣十二枚（擘）

上七味，以水一斗，煮取六升，去滓，再煎，取三升，温服一升，日三服。

（紫极）曰：邪热与水相结于胃体，半夏降胃，实为去胃侧之水肿，胃气降则诸气降，此半夏之功也。黄连清肠胃之毒，所谓厚肠胃之意，以肠胃功能恢复。黄连者，少用以养，多用清热。黄芩清三焦客热。甘草干姜汤温胃气，亦为恢复胃之功能，人参大枣养胃中之津，胃周邪水除，而胃气复，则痞证去。凡和解之剂，无论柴胡剂或泻心汤，皆煮后去渣再煎，此一为收汁，二为和解，用其味不用其气，直入三焦之中。调胃功之药，多以黄连干姜同用，理中而厚胃肠。

164. 太阳少阳并病，而反下之，成结胸，心下鞭，下利不止，水浆不下，其人心烦。

（紫极）曰：本太阳少阳并病，柴胡桂枝汤主之，而反下之，太阳热邪内陷与少阳水饮结成结胸，结胸本不当大便，今反下利不止，而水浆不入，其人心中烦，极危之证，为医之误也。水浆不入，下利不止，此谓关格，中有结胸，九死一生，当先治其关格，后缓图结胸之证。关格之用干姜黄芩黄连人参汤。此证之发，为医之误，误下之后，太阳热邪内陷少阳成热饮，少阳热饮内陷阳明而下利不止。若下利而结胸无，为葛根芩连汤证。今下利不止，而结胸仍在，极危之证也。

165. 脉浮而紧，而复下之，病反入里，则作痞，按之则自濡，但气痞耳。

紫极曰：太阳伤寒而下之，病入于里，作结胸证者，不按即痛，此大陷胸汤证。正在心下，按之则痛，此小陷胸汤证。按之不痛而软者，此为气痞。

166. 太阳中风，下利，呕逆，表解者，乃可攻之；其人漐漐汗出，发作有时，头痛，心下痞鞕满，引胁下痛，呕即短气，汗出不恶寒者，此表解里未和也，十枣汤主之。

紫极曰：太阳中风，汗出发热，相火不藏，为温病之轻者，桂枝汤主之。若因体质故，下利而呕，或医者误下，下利不止而呕逆，此邪气入里，表证不现者，乃可攻里。其入里之候，邪热内陷与水相结，相火助之，汗出漐漐，汗出而热有出路，汗出止，热聚复出汗，此发作有时。火热上冲则头痛，邪结于水聚于胸，心下痞硬满，连胁下痛，呕则气动，因肺中聚热水，短气而喘，此里有热邪水结也，汗出不恶寒，此表解也，胸肺中有水饮邪热，但坐不得卧，引痛两胁，热蒸汗出，纯一派邪热水结之证。十枣汤证与栀子豉汤证、大陷胸丸汤证同类，区别在一轻一中一极重。

十枣汤方

芫花（熬）　甘遂　大戟　大枣十枚

上三味等分，分别捣为散。以水一升半，先煮大枣肥者十枚，取八合，去滓，内药末。强人服一钱匕，羸人服半钱，温服之，平旦服。若下少，病不除者，明日更服，加半钱，得快下利后，糜粥自养。

紫极曰：芫花去胸腹间之水饮，大戟去三焦道路间之痰饮，甘遂去脏器内之水饮。观生理，内有脏腑，脏腑与肋相连为三焦网膜之通道，脏腑与三焦道路之外，为胸腹间，即三焦大腔子也。三焦渗出之液而达胸腹间为腹水，当用芫花。痰饮结于脏腑，则用甘遂。三焦相连处饮结，则用大戟。此三味等量捣为散，以大枣十枚煮取其汁，送服此药，药量与人元气相衡，晨起空腹时服用，服已上吐下泻，但饮液出。若病未除完，不可更服，当待明日。病去而胃气弱，当以糜粥自养。

167. 太阳病，医发汗，遂发热恶寒。因复下之，心下痞。表里俱虚，阴阳气并竭，无阳则阴独。复加烧针，因胸烦，面色青黄，肤润者，难治；今色微黄，手足温者，易愈。

紫极曰：太阳病当表解，医发其汗，而发热恶寒不解，有一分恶寒则有一分表证，仍当解表。医患皆急，因复下之，表邪下陷而成心下痞，此体质太弱故，邪陷于里而无发热恶寒之阳证，唯现心下痞之阴证，表里俱虚。医见痞证，复加烧针，火攻入脏，因而心烦。此汗出太过致阳虚，误其一，攻下成痞误其二，火劫伤阴误其三。面色青黄者，邪干于肝脾，精不得入于其脏，肤润者，其肤出油，亡阳之候也，此为难治，当急去救逆，不可再误，误则死。救逆以茯苓四逆汤。若色微黄，为正常之中土之色，手足温者，阳气可达于四末，易于愈。观此句手足温而易愈，便知肤润之候有四逆。

168. 心下痞，按之濡，其脉关上浮者，大黄黄连泻心汤主之。

㊙曰：伤寒误下易发结胸，中风误下易发为痞，结胸关脉沉，痞证关上浮，因痞为邪热结水于胃侧，内虚之候，结胸为邪热结水于胸膈至腹，内实之候。心下痞，按之濡，无他证，关上浮者，其只为热与水结未成实，故气机尚现可浮，大黄黄连泻心汤主之。

◀大黄黄连泻心汤方▶

　　大黄二两　黄连一两

　　上二味，以麻沸汤二升渍之，须臾，绞去滓，分温再服。

㊙曰：心下痞无他证，唯热与水结未实，清其热而水自去。大黄推陈致新，黄连清热毒，二味捣碎，沸水泡，须臾取其汁而饮之。此取其气不取其味，热属气，清其热也。

169. 心下痞，而复恶寒，汗出者，附子泻心汤主之。

㊙曰：心下痞素有表虚，汗出恶寒者，当加附子。炮附子行于阳而实表气，生附子行于阴而破阴毒。

◀附子泻心汤方▶

　　大黄二两　黄连一两　黄芩一两　附子一枚（炮，去皮，破，别煮取汁）

　　上四味，切三味，以麻沸汤二升渍之，须臾，绞去滓，内附子汁，分温再服。

紫极曰：附子泻心之清热加黄芩，此清三焦之热也。内有热水之结，而外有表虚，痞热连表汗出，故知内热饮初结，邪热仍有外透之机，故内清其热而痞自去，外实其表而汗自止。炮附子实表，三黄泻其热，其用三黄，亦取其气，别煮附子兑入。若上热下寒者，亦可以此方，下寒盛者，以生附子内之，此引火归元之意。

170. 表以下之，故心下痞，与泻心汤。痞不解，其人口中渴，而烦躁，小便不利者，五苓散主之。

紫极曰：表证解表，误下成心下痞证者，以泻心汤，服汤已，而痞不解者，其人口渴烦躁，小便不利，此热与水结成饮而成湿热胶着，泻心除热而饮引之，热不除。热引饮而小便不利，饮引热而口渴，正五苓散证。

171. 伤寒，汗出，解之后，胃中不和，心下痞鞭，干噫食臭，胁下有水气，腹中雷鸣，下利者，生姜泻心汤主之。

紫极曰：素体胃中有饮，伤寒汗出饮不化而胃中不和，心下结成痞硬，胁下觉有水气，饮气动则腹中雷鸣下利。此体质胃中先有饮，伤寒则发热不汗出，客热郁在里，先与饮结。解表以汗出，太阳伤寒解，但热与饮结不除，便觉胃中不和，若误下之痞成，因素有饮气，则便作下利。生姜泻心汤主之。平素肠胃虚，误下之后，下利不止，作协热利，里急后重，为葛根芩连汤。今为胃中素有饮，下利而胃中不适。凡胃中不适而下利，腹中雷鸣者，皆此方义。

◖生姜泻心汤方◗

生姜四两（切）　甘草三两（炙）　人参三两　干姜一两　黄芩三两　半夏半升（洗）　黄连一两　大枣十二枚（擘）

上八味，以水一斗，煮取六升，去滓，再煎，取三升，温服一升，日三服。

紫极曰：生姜逐胃中之饮，半夏逐胃外三焦网膜之饮，此生姜逐饮，半夏降逆之意。生姜半夏去其饮湿，芩连去其邪热，四物同用，湿热去。干姜甘草助其胃力，人参大枣助其胃津，则胃中阴阳生，而胃气复。

172. 伤寒、中风，医反下之，其人下利，日数十行，谷不化，腹中雷鸣，心下痞鞕而满，干呕，心烦不得安，医见心下痞，谓病不尽，复下之，其痞益甚，此非热结，但以胃中虚，客气上结，故使鞕也，甘草泻心汤主之。

紫极曰：太阳病当表不解而误下，日下利十余行，以至于下利清谷，腹中雷鸣，此胃气之弱也，谷难以化。寒邪陷里而收引作结胸状，心下痞硬而满，水饮干于少阳而呕，心烦不安。医见心下痞硬，复下之，其痞则甚。此因误下，胃中虚极，完谷不化，肠中浊气上升结于胃而成鞕。痞证按之不痛，为虚，凡痞证皆不可以下之。

◖甘草泻心汤方◗

甘草四两（炙）　黄芩三两　半夏半升（洗）　大枣十二枚（擘）　黄连一两　干姜三两

上六味，以水一斗，煮取六升，去滓，再煎取三升，温服一升，日三服。

紫极曰：甘草补中益气，以治胃中虚，合干姜以养胃气，半夏降浊逆，大枣补胃津，芩连清客热。今肠中浊气上结于胃，必有其毒，芩连亦可解毒之用。

173.伤寒，服汤药，下利不止，心下痞鞭，服泻心汤已，复以他药下之，利不止，医以理中与之，利益甚；理中者，理中焦，此利在下焦，赤石脂禹余粮汤主之，复利不止者，当利其小便。

紫极曰：伤寒误下，因体质而成痞证，服泻心汤已，而病不尽，复以下之，则利不止，此利为再误之后，肠道虚滑不固，为大虚证。理中汤、理中丸之类温养脾胃，今利在肠道，谓之滑肠，理中增脾胃之气，而下元不固，利之益甚，当固涩下元为法，此滑以涩之用。若固涩下元之法，利仍不止者，再分利小便，使肠道之水自小便而出。

凡有所证，皆分虚实。下利之证，有正气逐邪之实，亦有正气虚而不守，但观阴阳而治。今虚而不守之证，再增强胃气以逐邪，其利更甚。

赤石脂禹余粮汤方

赤石脂一斤（碎）　太一禹余粮一斤（碎）

上二味，以水六升，煮取三升，去滓，分温三服。

紫极曰：二药同为石药，其质坠，其性涩，可附着于肠道之侧，使大便缓行，赤石脂补髓益气，禹余粮为水中所凝，固涩前后二阴。此二物附于肠侧，可吸水通行至于肠壁，而使水便缓出，如是之涩固，肠中之水吸入肠外网膜，而利止。若服已利不止者，网膜内有饮气，药力尽则水饮复于肠而下利，当分利小便，加白术三两，茯苓六两。或简易之方，白术三两，车前子三两。车前者，使水饮车于前，自小便而出也。

174. 伤寒八九日，吐下后，虚烦，心下痞鞕，胁下痛，气上冲咽喉，眩冒，复发汗，脉甚微，经脉动惕者，久而成痿。

紫极曰：伤寒八九日，吐下之后，为之虚烦，津液亏损，邪气内陷结为痞硬，连于胁下，客热在痞而气上冲，热冲头顶是眩冒，医不知泻心，以为表证未解，复发汗，则津液更伤，脉微甚，津亏则血少，不足以养筋，经脉动惕，瞤动也，此津大伤之证候，久则成肌肉萎缩之痿证。治痿者独取阳明，阳明者胃气，胃气强则津液足，当调其营卫，养其脾胃，小建中汤主之。

175. 伤寒，发汗，若吐，若下，解后心下痞鞕，噫气不除者，旋覆代赭石汤主之。

紫极曰：伤寒或汗或吐或下，表证已除，心下痞硬者，胃中不适也，噫气不除者，打嗝不断也，见胃中不适，似有痞硬，此或为体质之故，胃体素有不足，得伤寒而哕，表解后，胃中烧心，此胃酸太过而上逆也。见噫气不除者，旋覆代赭石汤主之。胃中不适，下利不止者，生姜泻心汤主之。

◁ 旋覆代赭石汤方 ▷

旋覆花三两　人参二两　生姜五两　代赭一两　甘草三两（炙）　半夏半升（洗）　大枣十二枚（擘）

上七味，以水一斗，煮取六升，去滓，再煎取三升，温服一升，日三服。

紫极曰：诸花皆升，旋覆独降，旋覆主治痰饮结气，心胁下水气为满，凌心发为惊悸，补中下气之药。代赭重坠，其性铁质，入于胃肠而引身体磁场之顺行，可杀精物恶鬼。二物同用,化其水饮而重坠除其噫气。生姜半夏逐胃体内外之水，参草枣养其新阴，水饮去，胃阴生，噫气除，病得愈。

176. 下后，不可更行桂枝汤；若汗出而喘，无大热者，可与麻黄杏仁甘草石膏汤。

紫极曰：伤寒下后，津液已伤，不可更行桂枝汤发汗。若见汗出而喘无大热者，可与麻杏石甘汤。所谓汗出而喘者，内为客热外蒸于玄府，玄府开则汗出，汗出则无大热。热熏于肺，玄府为汗所塞，其气机不足现喘象。喘者，肺气不足也，其为内因。咳者，刺激肺气咽喉所致，其为外因。咳者暴出，喘者持续。

麻黄杏仁甘草石膏汤方

麻黄四两（去节）　杏仁五十个（去皮尖）　甘草二两（炙）　石膏半斤（碎，绵裹）

上四味，以水七升，先煮麻黄减二升，去上沫，内诸药，煮取三升，去滓，温服一升。

紫极曰：麻黄驾于桂枝则开玄府而汗出，若无桂枝之用，只为宣肺气利水。石膏治生化之机能，机能谓之相火，所产生之热为客热，客热以芩连清之。此证汗出而喘，体质生化机能亢进，谓之相火不藏，温病之候也，当以石膏凉之。相火不收藏之轻证用山萸肉之温收，中证用白芍之收，其重证用石膏以凉之镇之，此治相火之法。麻杏石甘汤，即机能亢进，相火不收藏，实为温病之治。杏仁甘草润肺气，肺气宣，肺阴生，相火清凉，则汗自收而喘自除。若因体质故，不汗出而烦躁之喘，为大青龙汤，大青龙为麻杏石甘汤加桂枝姜枣而成，因有桂枝在，麻黄御之而开玄府，可使汗出，津液得换，以治瘟疫。

177. 太阳病，外证未除，而数下之，遂协热下利。利下不止，心下痞鞕，表里不解者，桂枝人参汤主之。

紫极曰：太阳病误下，邪气陷里，下利而后重现热证，汗出而喘者，葛根芩连汤主之。今利下不止，而心下痞硬，表证仍未解，此为寒利，桂枝人参汤主之。所谓心下痞鞕者，胃中满而不适。胃中不适而下利者无表证，为生姜泻心汤，兼表证则为桂枝人参汤。下利清谷，胃中痞甚者，甘草泻心汤。

◀桂枝人参汤方▶

桂枝四两（别切）　　甘草四两（炙）　　白术三两　人参三两　干姜三两

上五味，以水九升，先煮四味，取五升，内桂，更煮取三升，去滓，温服一升，日再，夜一服。

紫极曰：此方即人参汤加桂枝，人参汤为丸则谓之理中丸。先煮人参汤，后内桂，药成而服之。干姜甘草增胃力，人参滋胃阴，白术燥湿强土，桂枝解肌除外证。此方之用，心下痞除，下利止，表而解。桂枝后下者，取其气以解肌透表也。

178. 伤寒，大下后，复发汗，心下痞，恶寒者，表未解也，不可攻痞，当先解表，表解乃可攻痞。解表宜桂枝汤，攻痞宜大黄黄连泻心汤。

紫极曰：上条有心下痞复有表证，而兼利下者，以桂枝人参汤。所谓表证者，有一分恶寒，便有一分表证。此条亦误治而成心下痞，恶寒仍在，但无下利，当先解表，再攻痞，解表宜桂枝汤，攻痞宜泻心汤。痞兼表证有下利者，表邪仍一分分下陷而成痞满，当表里同治，人参汤治痞利，桂枝治表，绝其来路，关其后路，此谓担法。痞兼表证而无下利者，表里分治，欲使表邪不再下陷，见表证仍先解表，而后攻痞。此伤寒大下后，津液已伤，复又发汗，津液更伤，而成心下痞，发汗表不除，仍恶寒，但已有部分表邪下陷而成痞证。当先解表，再复攻痞。

179.伤寒，发热，汗出不解，心下痞鞕，呕吐而不利者，大柴胡汤主之。

紫极曰：凡所汗出，皆动用津液，伤寒汗出而不解，心下结痞，此非为误，因体质之故使然，此人少阳气弱，但凡有病，便入少阳，中焦痞阻，上有呕逆，津液有亏，下有不利，见少阳之证而呕吐大便不通者，大柴胡汤主之。

180.病如桂枝证，头不痛，项不强，寸脉微浮，胸中痞鞕，气上冲咽喉，不得息者，此为胸有寒也，当吐之，宜瓜蒂散。

紫极曰：病在上者，取而越之。病如中风桂枝汤证，发热汗出，但头项不强痛，而胸中痞结觉满，气机上逆而冲咽喉，呼吸不畅，寸脉微浮，知痰饮结在上，胃之上口，当吐而越之，宜瓜蒂散。胸中原有寒饮，太阳而郁，生化之热聚于上焦不通，势再上冲于咽，冲出而热有出路，热未达于头，则头项不痛。内外不交通，外似桂枝汤证，吐之后，痰饮出，内外交通，阴阳调和则病自除。

瓜蒂散方

瓜蒂一分（熬黄）　赤小豆一分

上二味，各别捣筛，为散已，合治之，取一钱匕。以香豉一合，用热汤七合，煮作稀糜，去滓、取汁合散，温顿服之。不吐者，少少加，得快吐乃止。诸亡血虚家，不可与瓜蒂散。

紫极曰：瓜甜而蒂苦，苦则涌泄。赤小豆主排痈肿脓血，上焦痰阻，以赤小豆排之，瓜蒂涌吐而出，以香豉煮汤，调和药散服之。香豉可护胃气，使吐后胃不伤。凡亡血少津虚家不可用此方。

181.病胁下素有痞，连在脐傍，痛引少腹，入阴筋者，此为藏结，死。

紫极曰：体质素有痞，连在脐旁，此常觉少腹不适而痛，入阴筋者，下入卵之中，男子为睾丸，女子为卵巢连外阴，此为藏结，藏结为难治，不谓之皆死，若可为终生难言之隐疾痛处，其死谓之死不治。阴筋者，阴阜之两侧，阴毛之外侧，其有筋斜上入于少腹，男子睾丸上连阴筋斜入少腹作痛，女子少腹卵处痛连阴筋，甚者以至会阴。可见睾丸癌或女子输卵管不通，或为生殖少腹区三焦网膜粘连，自感疼痛，而检查不得。女子多伴有不孕之证，为难治，各随其证而医之。

182.伤寒，若吐，若下后，七八日不解，热结在里，表里俱热，时汗，恶风，大渴而烦，舌上干燥，欲饮水数升者，白虎加人参汤主之。

曰：伤寒吐下，因体质反应太过，相火不藏，机能亢进，表里俱热，汗出恶风而烦渴，舌上干燥，欲饮水数升，此内外火海，当清凉生阴，收敛相火，治其君火。以白虎加人参汤主之。白虎者，西方金神，其现大烦、大渴、大汗、大热，即白虎之候。白虎之过，虎啸生风凉意生。

人生之火热，按机能分为君火与相火。所谓君火者，人身之常温也，恒人身之常温在神明，故君火以明。神明者，身体协调系统，其感官为人神，众人神相搏而由本神统调，故曰君火在本神。人本神不足，则协调力弱，人身系统则紊乱，故本神不厌其强，唯怕其弱，此控制系统也，其主位在心。相火者，身体生化机能也，譬如肠胃之吸收，心脏之搏动，营化卫之气，皆相火之用也。相火不足则生化机能弱，相火过旺则为机能过亢，谓之相火不藏，故曰相火以位，不可过，亦不可不及，此所谓藏精与起亟也，相火之主位在命门小心。

按主宾来分，则分为主热与客热，人身生化之机能，谓之主热，生化产生之热，谓之客热。主热由君相二火协调，所产生之客热蓄于人体津液体液血脉之中，君火司玄府开阖以调节常温，相火司生化之热，以系热之平衡。若因伤于寒，玄府闭，生化之热不得及时散出，则发热，此热为客热。或君火不明，此体质故，易蓄热在中，亦为客热。客热善消谷，即食入于胃而腐化，必由热合水方可腐之，若客热太过，则腐谷太过，所腐化之食不得身体利用，由身体机能吸入体内后，则化生他病。若机能弱，主热不足，身体不能吸收，则食腐成糜而变大便排出，便臭而黄如糜状。客热为生化之热，由机能协调而恒其温，客热之治，不得弱化主体机能，当清散其热，开其去路，使客热得泄。

按虚实分，则分为实热与虚热，虚热为相火机能过亢，相火不藏，生化过速，产热过多，此时不得清热，只得收敛相火，弱化功能。实热为客热不得出，身体发热。实热可引动相火，使机能亢进，相火起而生化之热多，热聚集后玄府方开。热虽有出路，若相火机能不退，生化太过，虽汗出而热不退，当弱化机能，清其余热。

清其大热以石膏，石膏之用，使过亢机能之虚火收敛，余之实热得清，此即治相火之理，平衡其生化功能。固其相火以山萸肉，山萸肉以养主体，主体功能强壮，则相火自收，此以养代收。收敛相火以芍药，芍药性缓，可使机能放慢。客热之治，开鬼门，洁净府，在里者从大便泄之，在表者从玄府汗之，开其热路，不得内清，内清则热下陷与水相结而成热饮。主热为机能，若亢进以辛凉弱之，若不足以甘温补之。

此条现大烦大渴大汗大热之候，为实热之现，引动相火，生化机能亢进，虽热有所出路，而大热不解，当用石膏以清凉，弱化机能，即收敛其相火。

白虎加人参汤方

知母六两　　石膏一斤（碎，绵裹）　　甘草三两（炙）　　粳米六合　人参三两

上五味，以水一斗，煮米熟，汤成去滓，温服一升，日三服。

紫极曰：石膏辛凉，辛可开客热之去路，凉可敛主热之机能，可使实热得去，相火得敛。大热伤津，实热去，机能恢复，当急复其津液，知母凉润以增液，人参甘草补其津，粳米谷物养其生化之源。白虎汤证虽大热而现恶风者，因玄府开不可见风之故。白虎汤为治实热第一大方，现津亏者加人参。凡机能亢进，皆可以白虎清之。此为温病之方。

183. 伤寒，无大热，口燥渴，心烦，背微恶寒者，白虎加人参汤主之。

紫极曰：机能亢进而津亏，若无大热者客热已泄，口现燥渴，心中烦者，此必津大亏，此为津亏内热之欲饮水，得水而不解渴。肾为水府，人身之浊液达到肾中，由命门蒸化出新津，达于督脉河车之路，上行于脑，散在全身，为热津之源头，蒸化之浊渣输于膀胱，再由膀胱气化出新津，输于腑外之三焦网膜，达于肝中。饮入于胃，由胃肠吸收至三焦，达于肝肺，入于心之中。体液输精于脾，为胃行津液，上承于心中。血中之液由肾气化成津液，输于河车，行于后背，此人身津液之路也。今津亏，肾中无津液之源，河车之路干涩，督脉本为热水上承之地，颈后诸风之穴为散热之地。今津亏督脉热水不足以上承，故背微恶寒。当滋其津液，白虎加人参汤主之。此汤亦为滋阴液第一方义。

184. 伤寒，脉浮，发热，无汗，其表不解者，不可与白虎汤。渴欲饮水，无表证者，白虎加人参汤主之。

紫极曰：病在太阳，无伤津大热之证时，不可以用白虎，当解其太阳，若病至阳明燥，渴欲饮水，无恶寒之证者，方可以用白虎加人参汤。

185. 太阳少阳并病，心下鞭，头项强而眩者，当刺大椎、肺俞、肝俞，慎勿下之。

紫极曰：太阳在表，少阳在三焦，太阳有恶寒，少阳有胁满，头项强为津亏，心下硬为饮结于胃，眩者少阳饮结。太少并病而本有饮结津亏，慎勿下，下则表邪内陷，津更亏，三焦结为满实者死。当刺大椎以治太阳，刺肺肝二俞以治少阳，疏通气机。

186. 太阳与少阳合病，自下利者，与黄芩汤；若呕者，黄芩加半夏生姜汤主之。

紫极曰：太少合病，既有太阳之表，又有少阳之半表半里，且有下利之现。下利者，邪有出路也。太阳之证发热恶寒，身体疼痛，少阳之证，寒热往来，不食欲呕，胸胁微满，此邪已入少阳，饮成在三焦。三焦网膜与肠相连，因体质故，网膜之饮可渗入肠道，便为下利，黄芩汤主之。若因体质，不可渗入肠中，便不下利，而上冲于胃便为呕，黄芩加半夏生姜汤主之。

太阳阳明合病，下利者为葛根汤，不下利但呕者为葛根加半夏汤，此邪在阳化热，而体质阳明胃体有饮，饮流则下利，不利则饮上冲而呕，当泄其热路，起阴气。太少合病，病已至少阳三焦，饮结而成在胃肠之外网膜之中，渗入肠道则下利，不利则饮阻而呕。太阳协热之利，但下利而里急后重，当葛根芩连汤。此三者之辨：葛根芩连汤无饮，郁热冲进胃肠玄府，热势向内，而里急后重；葛根汤饮少，郁热在中，热势向外，有发热表证，内冲胃肠玄府，使浊饮冲出而下利；黄芩汤饮多，与热相合，且内通胃肠玄府，热迫饮流注于肠胃而下利。

此太阳之邪内陷肠胃而成，黄芩清三焦之热，芍药敛其相火，草枣生津。虽三焦有饮，因已有下利而饮去，热清后不迫新液入肠，下利当自止。黄芩黄连之别，黄连厚肠胃，其清在胃肠中，黄芩清浮火，其清在胃肠外三焦网膜中，胃中实热清以黄连，热在三焦腹中痛则清以黄芩。

黄芩汤方

黄芩三两　　芍药二两　　甘草二两（炙）　　大枣十二枚（擘）

上四味，以水一斗二升，煮取三升，去滓，温服一升，日再，夜一服。

黄芩加半夏生姜汤方

黄芩三两　　芍药二两　　甘草二两（炙）　　大枣十二枚（擘）　　半夏半升（洗）　　生姜一两（一方三两，切）

上六味，以水一斗，煮取三升，去滓，温服一升，日再，夜一服。

紫极曰：半夏降胃逆，吸胃侧之饮入于胃中，生姜逐肠胃之饮而散之。今太少合病，有太阳之表，而合少阳之三焦有饮，下利者，饮结在腹，必腹中痛，痛而下利不止，热饮结在肠外，下利必臭。以黄芩清三焦之热，热去而饮退，芍药敛相火，缓其急，止腹痛，甘草大枣润其津，三焦热去病自复。若热饮不渗入肠中，必冲于上而呕，当加半夏生姜逐饮。三焦者，孤府也，大府也，网膜之所连，其中道路窄，三焦网膜热饮结，压力之势大，故其腹痛也。若下利自胃肠之内，因胃肠空虚，无压力之势，人神无压力感知，腹不痛。若里急后重，下利腹不痛者，葛根芩连汤。下利而臭，腹痛者，黄芩汤。太阳阳明合病下利腹亦不痛，因未相连于三焦也。凡腹大痛者，必用芍药，因其痛必在少阳三焦之中，相合黄芩清其热。腹不痛者，其必在肠胃之内，当以黄连清实热，解其毒。

187.伤寒，胸中有热，胃下有邪气，腹中痛，欲呕吐者，黄连汤主之。

紫极曰：素体胃气不足，胃中有饮，发伤寒郁热不得出，胸中聚其热，热饮相合于胃，胃中痛。此条言腹中之痛者，胃下幽门也。伤寒郁热结于胃中之饮而胃痛，热饮上冲而欲呕吐。黄连汤主之。

黄连汤方

黄连三两　甘草三两（炙）　干姜三两　桂枝三两（去皮）　人参二两　半夏半升（洗）　大枣十二枚（擘）

上七味，以水一斗，煮取六升，去滓，温服，昼三夜二。

紫极曰：此体质之故发伤寒之变证也，黄连燥胃肠之湿，去其饮，半夏逐胃侧三焦之饮结。凡大腹三焦之饮结，以半夏除之，小腹三焦之饮结，以黄连清之。黄连半夏同用，大腹胃体之内外湿饮尽除。以甘草干姜汤温中，治其体质，使病去饮不再复。桂枝解肌，去相连太阳之邪，人参大枣润其胃津。见太阳之表证，有胃痛且欲呕吐者，此方之用，对治今日所谓幽门螺杆菌之病证，效如桴鼓。

188.伤寒，八九日，风湿相搏，身体烦疼，不能自转侧，不呕，不渴，脉浮虚而涩者，桂枝附子汤主之；若其人大便溏，小便自利者，去桂加白术汤主之。

紫极曰：体质素有湿气，伤寒八九日，脉浮虚者，太阳证罢；不渴者，未有阳明之燥；不呕者，未至少阳；而身体烦疼，不得转侧，此为风湿相搏。风寒湿三者杂而为痹，以寒为痛痹，风为行痹，湿为重痹，今风湿一身尽痛，无有定处，乃风寒之痹也，若体重，有湿痹也。伤寒之方，以桂枝解肌除风痹，炮附子行肌中除寒痹，炒白术于肌中去湿痹。今风寒为痹之证，桂枝去芍药加附子主之，以除风寒，此谓之桂枝附子汤。若大便溏，小便自利，则为湿有出路，虽有湿痹而湿气可化，以桂枝附子汤去桂加白术汤主之。痹证可在四肢，亦可在脏腑，但求其出路，以解风寒湿气。大小便正常，而身体烦疼者，知在躯体，大便溏小便利者，知湿气可化，常人可以桂枝去芍加附子白术汤一方统治之。

◎桂枝附子汤方◎

桂枝四两（去皮）　附子三枚（炮，去皮，破）　生姜三两（切）　大枣十二枚（擘）　甘草二两（炙）

上五味，以水六升，煮取二升，去滓，分温三服。

◎去桂加白术汤方◎

附子三枚（炮，去皮，破）　白术四两　生姜三两（切）　甘草二两（炙）　大枣十二枚（擘）

上五味，以水六升，煮取二升，去滓，分温三服。初一服，其人身如痹，半日许复服之，三服都尽，其人如冒状，勿怪，此以附子、白术并走皮内，逐水气未得除，故使之耳，法当加桂四两，此本一方二法，以大便鞭，小便自利，去桂；以大便不鞭，小便不利，当加桂，附子三枚恐多也，虚弱家及产妇，宜减服之。

◎桂枝去芍加附子白术汤方◎

桂枝四两（去皮）　附子三枚（炮，去皮，破）　白术四两　生姜三两（切）　甘草二两（炙）　大枣十二枚（擘）

上六味，以水六升，煮取二升，去滓，分温三服。

紫极曰：无三阳证而现烦疼，知风湿之所作也，风湿之病，桂枝除风，白术去湿，炮附子去寒。炮附子固其阳虚，生附子破其里阴，风湿在肌，亦为表也，当用炮附。姜草枣遂补其津，痹去而新津补之。逐风湿之候，身如虫行，此痹之欲去也，如冒状，逐水气未得也。若小便不利者，仍加桂，以桂可助命门之火，使之气化而得出也。

　　桂枝去芍加附子白术汤治风寒湿气。桂枝去桂加茯苓白术汤治其湿热。

189.风湿相搏，骨节烦疼，掣痛，不得屈伸，近之则痛剧，汗出，短气，小便不利，恶风不欲去衣被，或身微肿者，甘草附子汤主之。

紫极曰：风湿痹痛，痛不可忍，掣痛不已，不可触之，不得屈伸，屈伸则痛剧，痛至汗出短气，身微肿，小便不得，表虚而恶风。此风寒湿三者相和于肌，浊而不流，生化之热与湿聚，相合不得宣泄，皮肤红肿，湿热相合而小便不得，痛则急躁，汗自出。汗出湿不出，恶风病不除，痹毒而痛不可忍，今之谓酸中毒，此之候也。当去其风寒湿，以附子去寒，白术去湿，桂枝去风，甘草守中。

甘草附子汤方

　　甘草二两（炙）　　附子二枚（炮，去皮，破）　　白术二两　　桂枝四两（去皮）

　　上四味，以水六升，煮取三升，去滓，温服一升，日三服。初服得微汗则解，能食，汗止复烦者，将服五合，恐一升多者，宜服六七合为始。

紫极曰：身体烦痛至甚者，桂枝附子汤。小便利，大便溏，此湿盛也，去桂加白术汤。今掣痛不已，小便不得，风湿之甚也。去其邪则正自守，桂枝去芍加附子白术汤不用姜枣之生津。伤寒之方，邪重者，当集主力以攻邪，邪去正自复；邪轻者，攻其邪勿忘滋其津，邪去而体更强。

190.伤寒脉浮滑，此表有寒，里有热，白虎汤主之。

◎白虎汤方◎

知母六两　　石膏一斤（碎）　　甘草二两（炙）　　粳米六合

上四味，以水一斗，煮米熟，汤成去滓，温服一升，日三服。

紫极曰：表有寒，里有热，若身体疼痛，烦躁者，大青龙汤主之。此条表有寒，里有热，脉浮滑，浮为在表，滑为痰饮，虽表有寒气，但不欲近衣，此真热假寒之证，因痰饮堵塞在表，使阳气不可达于皮毛，皮毛淅淅恶寒，虽恶寒不欲近衣，欲冷饮，烦躁者，白虎汤主之。

191.伤寒，脉结代，心动悸，炙甘草汤主之。

192.脉按之来缓，时一止复来者，名曰结。又脉来动而中止，更来小数，中有还者反动，名曰结，阴也。脉来动而中止，不能自还，因而复动者，名曰代，阴也。得此脉者，必难治。

紫极曰：脉缓，时一止，复来而连动，为结脉。脉数，时一止，复来而连动，为促脉。脉来缓，时一止，复动不可自还者，为代脉。代脉不可以偿还，为难治。脉现结代，心动悸，为心力不足。心为十二官之主，心为君火，君火不明之象，心神不安，心中动悸，常不得眠。心与小肠为表里，大便时秘时利，唇色乌，甚则紫黑，手足不温，胸中闷痛，炙甘草汤主之。此汤一名复脉汤，使脉得复也，亦补心血之方剂。

炙甘草汤方

甘草四两（炙）　生姜三两（切）　人参二两　生地黄一斤　桂枝二两（去皮）　阿胶二两　麦门冬半升（去心）　麻仁半升　大枣十二枚（擘）

上九味，以清酒七升，水八升，先煮八味，取三升，去滓，内胶，烊消尽，温服一升，日三服。一名复脉汤。

紫极曰：形不足，补之以味，此汤重用炙甘草，补中益气，有强心之效，桂枝通阳，补益中气，二物合用，桂枝甘草汤倍甘草之用，强心力而补益。

人参润津，生地增液，津者阳，液者阴。腠理发泄，汗出溱溱，是谓津；谷入气满，淖泽注于骨，骨属屈伸，泄泽，补益脑髓，皮肤润泽，是谓液。人参，阴中之阳，生地，阴中之阴，二物合用，津液同补。

阿胶乃驴皮与济水之伏流之水熬制而成，其味厚，中焦受气取汁，变化而赤，是谓血。阿胶者，养其血，大枣者，润其液，色红入心，大补益于身，二物同用，血脉得补。

麦冬润肺，生肺之阴，去其上焦虚火，凉金之用，生姜横行，辛而发散，去脏腑间水饮浊气，二物同用，浊饮去新津润，若天降甘露。

麻仁者，仁以养心，且多油而润，以通利大便，腑通则脏实去。以清酒合水相煮，清酒者，米酒之醇，可发散其阳，以强心胸之阳。

此十物相合，以清酒强心胸之阳，桂枝甘草强心力，麦冬生姜上清凉，麻仁下通利，人参地黄阿胶大枣，津液血脉皆补益，阳出阴亦随，心脏得养，此养阴血第一方。强心力可用，美容亦可用。

辨阳明病脉证并治法

紫极曰　伤寒为六淫之邪伤于太阳寒水之经人身六气本为一气即六气傅道也伤寒所谓傅经者非所谓傅经也实正气之行也抵御外邪所傅经也实正气之行也抵御外邪的的自我应激反应

曰：伤寒为六淫之邪伤于太阳寒水之经，人身六气本为一气，即六条管道也。伤寒所谓传经者，非所谓寒邪传经也，实正气之行也，抵御外邪的自我应激反应。人身常态，正气日行一经，首太阳，次阳明，少阳，太阴，少阴，厥阴，行遍六经，七日来复。若淫邪伤于太阳，则太阳经气奋起而御邪，太阳玄府形变自我保护。若正气足，虽病十余日，蓄能仍在太阳之表，病不当传。其淫邪之传经者，如若六经有某一经虚，人身正气达于此经之时，邪气不得内陷，正气过经则太阳蓄能必陷于此经，而成传经之证。若阳明气不足，则伤寒二日正气过经之后，传阳明之经，发为白虎汤证。若传阳明之腑，发为承气汤证。若太阳阳明合病而下利者，发为葛根汤证。若少阳气不足，则伤寒三日后传至少阳，少阳玄府形变而结水饮，寒热往来，胸胁满痛，欲呕吐，太阳其传少阳，不必经阳明之经。凡经气弱者，太阳蓄能直接传入。若少阳气不足，兼阳明腑燥，则传为大柴胡汤证。传至阴经，亦复如此。

太阳伤寒得证之日，必太阳之虚候，正气已过太阳之经。若太阳得证之日，正气恰行在阳明，而少阳经气虚，二日正气行于少阳，三日少阳过经，则邪传至少阳，谓之三日而病至少阳，一二日皆在太阳。少阳经若虚，太阳得证之日，正气行经恰在阴经，则太阳伤于寒气蓄能，即传少阳，一日即得少阳之病。伤寒论中以太阳虚候一日，正气恰在阳明之时，太阳寒水经伤于寒气得病而所言。故其论中，以一日太阳，二日阳明，三日少阳之论。

辨太阳病脉证并治，为伤于太阳正经，或太阳病误治，使他经虚而传经，或因体质之异而合并他经之病。此篇辨阳明病脉证并治，为邪传阳明之后，所发为阳明之证，或体质之异并合他经之证，或误治而成坏证之治法。

193. 问曰：病有太阳阳明，有正阳阳明，有少阳阳明，何谓也？答曰：太阳阳明者，发汗脾约是也；正阳阳明者，胃家实是也；少阳阳明者，利小便，胃中燥实，大便难是也。

紫极曰：太阳阳明，为发汗过多，津液亏损，胃肠便结，太阳玄府形变之郁热传到阳明而成。正阳阳明，为素体津液亏损而胃气强，邪伤于太阳，阳明燥热随之而起，为胃家实，大便不通是也。少阳阳明，邪本在少阳，因利小便过多，发为燥证，阳明燥起，大便干燥而难。

病在阳明，来路不同，正气所行，虽一日一经，若某经有异，则邪气必发为合并之病。以少阳阳明而言，太阳伤寒，素体少阳经气不足，得之一日，若正气恰行于少阳经，则一日病在太阳，二日正气过经，则必传少阳，若伤寒一日，正气不在少阳而在阴经，受寒之日太阳蓄能便传为少阳之证。少阳证现，若利小便太过而至津液亏损，阳明燥起，当日正气不在阳明，则邪必陷入阳明，发为少阳阳明。

伤寒传经，千古之秘，传经必本于正气，邪之所客，其正必虚。正气之行，七日来复，其有传经之病，因经气之虚也。亦有经腑相传，因脏腑之气虚，体质各异而生变证也。亦有误治而使他经气虚，邪气内陷而成坏证也。邪必待正气虚时，方可传入，若真气内守，病安从来？

194. 阳明之为病，胃家实是也。

紫极曰：阳明者燥气，其发为病，胃肠燥实也。诸协热下利之证，虽在阳明，而为传经之热，阳明与之合病。阳明本气之病，燥气所现也，所发为胃家实是也。伤寒中所论之胃，为胃肠部，实体之胃，多以心下部位而用之。

195. 问曰：何缘转阳明病？答曰：太阳、少阳病，若发汗，若下，若小便利与亡津液，胃中干燥，因转属阳明，不更衣，内实，大便难者，此名阳明也。

紫极曰：阳明者，病为燥气，燥因津液亏损，而胃中干，大便燥结是者，转属阳明，谓之阳明病。

196. 问曰：阳明病，外证云何？答曰：身热，汗自出，不恶寒，反恶热也。

紫极曰：阳明病津液亏，无以蓄热，热自外冲，太阳玄府受热蒸而开，恶寒去。阳明无寒证。其外候为身热，恶热，汗出，不恶寒。

197. 问曰：病有得之一日，不发热而恶寒者，何也？答曰：虽得之一日，恶寒将自罢，即自汗出而恶热也。

紫极曰：素体阳明津亏，阳明经正气有损，寒邪伤于太阳之时，若正气正行于少阳或三阴经之内，太阳伤于寒气蓄能则即传阳明，此病得之一日，恶寒将自罢，自汗出而恶热，病传阳明。若津亏之人，得病之日，正气正行于阳明，则二日正气过阳明之经，阳明证现，此谓二日传阳明得之。

198. 问曰：恶寒何故自罢？答曰：阳明居中土也，万物所归，无所复传，始虽恶寒，二日自止，此为阳明病也。

紫极曰：接上条所问，虽得之一日，恶寒将自罢，何故也？太阳受寒一日恶寒自罢之候，为正气已过阳明经，阳明素体有津亏，太阳伤寒之时，微有郁热，阳明燥气便起，太阳便传阳明，虽初得之在太阳有恶寒，立即恶寒将罢，病传入阳明，必自汗出而恶热。素体阳明有津亏，太阳得病必传阳明，最多二日阳明病即现。何也，一日阳明病现，为正气已过阳明经。二日阳明病现，为得病之日，正气正行于阳明之经。同此若素体少阳经正气虚弱，太阳传少阳，最多三日，或得病即在少阳，或二日传入少阳，或三日传入少阳，无四日传少阳之理。若四日而至少阳，为误治之坏病，医使之少阳经气虚故也。余三阴经如是之传，太阳传太阴，最多四日，传少阴最多五日，传厥阴最多六日。

所谓阳明居中土，胃肠为内玄府，其通于地气，以纳饮食。万物所归者，归所万物也，阳明胃肠受地气生化，使精气归于身之万物。阳明者处最里，上有咽门之通，下有谷道而泄，有邪则可外出，故无所复传也。

199. 本太阳病，初得病时发其汗，汗先出不彻，因转属阳明也。

紫极曰：阳明经气本不虚，其病在太阳，若汗出不彻，太阳表邪未除，而汗出津伤，蓄能未解，玄府仍闭，郁热仍在，使阳明燥气起，经气虚，则太阳之病可传阳明。此虽未误治，治之不彻也，而病传也。

200. 伤寒发热，无汗，呕不能食，而反汗出濈濈然者，是转属阳明也。

紫极曰：太阳伤寒，发热无汗，郁热已起，热邪必攻其内，呕不能食。郁热之极，灼伤津液，邪达阳明之时，先汗出濈濈，此邪传阳明，此谓转属阳明。

201.伤寒三日，阳明脉大。

（紫极）曰：伤寒三日，太阳玄府蓄能闭阖，阳明郁热甚则脉大。

202.伤寒脉浮而缓，手足自温者，是为系在太阴；太阴者，身当发黄，若小便自利者，不能发黄；至七八日，大便鞕者，为阳明病也。

（紫极）曰：素体中湿，太阴湿盛经气虚，伤寒在表，其脉当浮紧，玄府闭阖而郁热，正气过太阴之后，太阳之热传入太阴，入于太阴体液之中，脉现浮缓，缓者，太阴也。太阴主四肢，手足自温者，知病传太阴之经，太阴经虚为湿气过盛。

　　体内水火之道路，三焦网膜也，人体之油膏为黄色，附于网膜之上，又称之为油网，三焦相系于脏腑，外达于腠理之间，出于皮下，孤之府也，大之府也，包罗全身。胃者，水谷之源，三焦者，水火之道路，太阳伤寒发汗，其汗之源在内，行于三焦而达于玄府，化汗而出也。若太阴经虚，其湿盛，湿在体液，非为津液，其性黏滞。太阳伤寒郁热传经至太阴，若发其汗，津液化汗而出，湿仍在中，徒伤其津液也。三焦道路津液亏，热蒸油膜渗入三焦，现于肤下，身当发黄，此太阴发黄之原理也。脾黄在三焦，其病在水，肝黄在脉，其病在血，此身黄因于肝脾有异也。其治法相类，当利小便，小便利而湿去，黄自退。脾黄之时，津液自亏，小便必不利，若小便自利者，津回也，不能发黄。津伤则伤阳明，阳明虚为燥气。伤寒四日传太阴，七八日正气过阳明经，病传至阳明，发为阳明胃家实之病，

伤寒易玄

传为阳明病也。

203. 伤寒转系阳明者，其人濈然微汗出也。

紫极曰：阳明虚为燥气，燥气在中，伤寒郁热传至阳明，燥气化热，其人不恶寒但恶热，濈然微汗出也。

204. 阳明中风，口苦，咽干，腹满，微喘，发热，恶寒，脉浮而紧，若下之，胃中空虚，客气动膈。

紫极曰：阳明经虚则燥，伤寒郁热传入阳明，口苦，咽干，腹满。其微喘，发热，恶寒者，病仍在太阳也，此阳明并太阳之病，为阳明中风。阳明中风非为胃中实，不可下之，见一分之表，仍当解表。若下之必动经，胃肠津液更亏，太阳表邪内陷，客热动其膈气。葛根汤主之。

　　凡中风之证，能量之势可以振荡；伤寒之证，能量趋势专一。与太阳伤寒中风类似：太阳伤寒，玄府蓄能趋势紧闭；太阳中风，则玄府或开或阖而汗出。

205. 阳明病，若能食，名中风；不能食，名中寒。

紫极曰：中风为热，中寒为寒，热善消谷，寒则不化。阳明病，能食为中风，不能食为中寒。

206. 阳明病，若中寒，不能食，小便不利，手足濈然汗出，此欲作固瘕，必大便初鞕后溏，所以然者，以胃中冷，水谷不别故也。

紫极曰：阳明经虚为燥气，胃家实是也，若阳明中寒则不能食。中寒者，胃体素寒也。固瘕者，水便混合而不分也。素体胃寒，发阳明病，为阳明中寒，当不能食，阳明津亏，则小便不利，燥气在中，则手足汗出。胃中冷，水谷不别，糜食入于大肠，因其燥气，大便必初硬，而后因胃寒水谷不别故，后必溏。固瘕之证，大便初硬，而后溏泻，水糜不分。

207. 阳明病，欲食，大便自调，小便反不利，其人骨节疼，翕翕如有热状，奄然发烦，濈然汗出而解者，此水不胜谷气，与汗共并，脉紧则愈。

紫极曰：阳明病欲食，胃气仍在，大便自调，小便不利，胃肠不别其水也。食糜入于小肠，营气吸入三焦，其残渣与水共入于大肠，胃肠只别谷气，不别其水，水不吸入也，津液无源，小便不利，水与大便同出，大便自调。津无源则亏，阳明燥气生于中，如有热状，热燥在中，灼其骨髓，骨节疼痛，热气烦心，郁热冲破玄府，汗出热退而解。所谓水不胜谷气者，谷气胜于水气之意，胃肠可吸入谷气，不吸入水气也。谷气吸收在小肠，水气吸收在大肠。与汗共并者，大肠吸收之水方可化汗。虽如有热状，仍为肠道之寒，而大肠不吸收水分，其欲解之时，脉必紧，紧则为寒束，郁其内热，热盛肠热，水气吸收，汗液有源，热郁冲破玄府之时，先发烦，濈然汗出而病解。

208. 阳明病，欲解时，从申至戌上。

紫极曰：阳明燥金，西方之气，申至戌时，金气旺，一天劳作津液所耗，此之时最少，正气在阳明，为欲解之时。

209. 阳明病，不能食，攻其热必哕；所以然者，胃中虚冷故也，以其人本虚，攻其热必哕。

紫极曰: 阳明能食为中风,不能食为中寒,中寒者,胃中素寒也,若攻其热, 则胃气更寒, 胃体收缩。得胃气则生, 失胃气则死, 胃寒而攻其热, 胃气失也, 必哕。哕者, 其人本虚, 胃玄府因寒收缩, 客气动膈, 哕而打嗝。

210. 阳明病, 脉迟, 食难用饱, 饱则微烦, 头眩, 必小便难, 此欲作谷疸, 虽下之, 腹满如故, 所以然者, 脉迟故也。

紫极曰: 阳明病, 阳明经气虚, 燥气而生, 其证腹满, 实则大便硬。若脉迟, 内有寒也, 不欲饮食, 食之即饱, 饱则微烦, 此连太阴之寒湿, 脾不运化也。脾主运化, 胃主降逆, 能食而不化, 胃平而脾弱, 饥而不欲食, 脾平而胃逆。今食难用饱, 胃之逆也, 饱则微烦, 脾之虚也。其里为燥湿两停, 津液亏, 小便无源, 水饮结, 小便不利, 湿气相裹, 头眩, 此欲作谷疸。谷疸者, 不欲食, 食则烦, 身发黄。身黄即三焦油膏现, 若用下法, 因内为燥湿两停, 下则饮不去, 腹满如故, 脉迟之故也。其治当化其湿, 移太阴之湿润阳明之燥, 厚朴生姜半夏甘草人参汤主之。

211. 阳明病, 法当多汗, 反无汗, 其身如虫行皮中状者, 此以久虚故也。

紫极曰: 阳明燥气生而化热, 当汗出热不退, 今反无汗而不恶寒, 皮中痒如虫行之证, 乃正气久虚, 津液不足, 热透汗至皮毛, 但汗不得透出之故。桂枝白虎加人参汤主之。

212. 阳明病, 反无汗, 而小便利, 二三日呕而咳, 手足厥者, 必苦头痛; 若不咳, 不呕, 手足不厥者, 头不痛。

紫极曰：阳明燥热，本当有汗，今反无汗，而小便利，知里本虚。何以知？当此为阳明病，口苦，咽干，腹胀满，不恶寒，反恶热是也。阳明发病，其正气所行在少阳或三阴经，若少阳虚，二日过经则传至少阳发为呕。若太阴虚，三日过经传到太阴而为咳。若少阴虚，四日过经传至少阴而手足厥逆。若厥阴虚，五日过经则传至厥阴而头痛。若不呕，则不传少阳，不咳，则不传太阴，手足不厥，则不传少阴，头不痛，则不传厥阴，此辨阳明病内虚传经之候也。

213. 阳明病，但头眩，不恶寒，故能食；若咳，其人必咽痛，若不咳者，咽不痛。

紫极曰：阳明中风，其人不恶寒，但头眩者为并病少阳，不恶寒者无表证，此阳明少阳并病，无他证则不复传太阴，脾无伤故能食。若咳，咳为太阴，阳明太阴之并病，太阴者寒湿裹于外，阳明者燥热生于中，热无出路，必上冲咽喉而咽痛；若不咳者，不传太阴，咽不痛。

214. 阳明病，无汗，小便不利，心中懊恼者，身必发黄。

紫极曰：阳明病，口苦咽干腹中满，阳明燥热，本当汗出，若内有虚寒者，小便当自利，若无汗小便不利者，津液无源，亏之甚也，热蒸于心则懊恼而烦，油膏蒸于三焦，则身必发黄。

215. 阳明病，被火，头上微汗出，小便不利者，必发黄。

紫极曰：此条同上条，阳明病本为燥热，又披火攻，津液亏甚，小便不利，内外热蒸，唯头上微汗出，则油膏必蒸入三焦，身必发黄。

216.阳明病，脉浮紧者，必潮热，发作有时；但浮者，必自汗出。

紫极曰：阳明病，脉又浮紧者，太阳伤于寒邪，此寒邪束表之力大于阳明燥热之势，脉方现浮紧，寒邪束表，郁热不得出，郁极则燥热之势大于寒束之时，汗则出，汗出而热减，太阳蓄能使玄府复闭，必发潮热，发作有时。若脉但浮者，寒邪束表之力不敌阳明之燥热，必自汗出。此条为阳明病复受寒邪，合于太阳之证状。

217.阳明病，口燥，但欲漱水，不欲咽者，此必衄。

紫极曰：阳明口苦咽干，若口中干燥，只欲漱水，不欲咽者，此燥热在经脉血路，不在三焦水路，燥热在三焦，郁极必冲破玄府自汗出，若燥热在经脉，郁极则必冲破鼻窍而衄血。此条辨阳明燥热在血在水之别。

218.阳明病，本自汗出，医更重发汗，病已差，尚微烦不了了者，此大便必鞕故也。以亡津液，胃中干燥，故令大便鞕。当问其小便日几行，若本小便日三四行，今日再行，故知大便不久出。今为小便数少，以津液当还入胃中，故知不久必大便也。

紫极曰：阳明本自汗出，必有口渴，医者见自汗出，予以桂枝汤，太阳中风桂枝汤证自汗出，口必不渴，医者不知，重发其汗，至津液更亏。桂枝汤中有芍药，其可敛相火，服汤已若病瘥，相火已敛，尚微烦者，知津亏大便秘结也。此误用汗法，亡其津液之故，使胃肠中燥，大便结硬。病已瘥，尚微烦，不了了，当问其小便，因小便为津液之候。

本小便日三四次，今日二次，小便量减，知津液回还身中，不久必大便，不需用药。

219.伤寒呕多，虽有阳明证，不可攻之。

紫极曰：呕在少阳，虽有阳明腹胀满，亦不可攻之。少阳本当和解，若攻之则呕不止，邪陷之或为结胸汤证，或为痞满半夏泻心汤证，或胃家实发为大柴胡汤证。

220.阳明病，心下鞕满者，不可攻之。攻之，利遂不止者死，利止者愈。

紫极曰：虽有阳明证，若心下鞕满者，为结胸，结胸之证，不可以攻下，因胃中虚，胸中实，攻下则胃中更虚，利遂不止，邪气内陷，而上实更结，上焦不通，下利不止者死，此阴阳相离，谓之关格。若利止者愈。

221.阳明病，发热，面含赤色，不可攻之。攻之，小便不利者，必发黄也。

紫极曰：阳明发热，面部为阳明经所过之地，若面含赤色，此为阳明经热，非胃家实结在腑，津液不得上承之证，常伴有额头印堂痛，当葛根汤主之。胃家未结成实者，不可以攻。攻则热内陷，使津更亏，小便不利，三焦中津少，热蒸油入于三焦网膜之中，其色发黄。

222.阳明病，不吐，不下，心烦者，可与调胃承气汤。

紫极曰：阳明病，口苦咽干舌燥，不吐不下，知病在中，热聚而心烦，为胃中之热与宿食相结而不下，当调胃承气汤和之。此证常疼在中脘之处。

223. 阳明病，脉迟，虽汗出，不恶寒，其身必重，短气，腹满而喘，有潮热者，此外欲解，可攻里也。手足濈然汗出者，此大便已鞕也，大承气汤主之。若汗多，微发热恶寒者，外未解也，其热不潮，未可与大承气汤。若腹大满不通者，可与小承气汤，微和胃气，勿令大泄下。

紫极曰：太阳病发热恶寒，传阳明之后，汗出不恶寒，此表证已解。阳明经热证，脉洪大，汗出热不退，若脉紧变迟，知结为阳明里实证。本阳明经气虚津液不足，太阳方可传至阳明燥热生，太阳之郁热，汗出更伤其津液，身现疲劳，其身必重。结为里实，腹中当满，满而不通，喘而短气。若有潮热者，里实已成，表已解，方可攻里。潮热者，申至戌时，阵阵热出似潮水，以酉时金气旺，助阳明经气，发为潮热。热何以作潮？津液不足也。五心直通脏腑，五心者，手足四心及头顶，头为诸阳之首，手足为阳之四末，里实结成而燥，热直散于五心，手足濈然汗出，知大便已结硬也，乃可用大承气汤。若有一分恶寒，则有一分表证，虽有发热，不为潮热，有表证必当解表，不得攻里使邪内陷，不可与大承气汤。若腹大满不通不可忍，可与小承气汤，不可令大泄。

大承气汤方

　　大黄四两（酒洗）　厚朴半斤（炙、去皮）　枳实五枚（炙）　芒硝三合

　　上四味，以水一斗，先煮二物，取五升，去滓，内大黄，更煮取二升，去滓，内芒硝，更上微火一二沸，分温再服，得

下，余勿服。

小承气汤方

大黄四两（酒洗）　　厚朴二两（炙，去皮）　　枳实三枚（大者炙）

上三味，以水四升，煮取一升二合，去滓，分温二服，初服当更衣，不尔者尽饮之。若更衣者，勿服之。

紫极曰：大黄酒洗，其气缓下而除热，大承气汤大黄后下者，生者力大。芒硝善攻坚，其与水相合，涵热量增加，可吸多余之热，胃肠不吸收硝水，可使热泄下，又因攻坚，可将硬便解碎，大便得下。厚朴者，使脾转腹液入于胃中，增液而行舟。枳实开利五门，使胃肠蠕动增快。此"更衣"，指大便。

224. 阳明病，潮热，大便已鞭者，可与大承气汤；不鞭者，不可与之。若不大便六七日，恐有燥矢，欲知之法，少与小承气汤，汤入腹中，转矢气者，此有燥矢，乃可攻之。若不转矢气者，此但初头鞭，后必溏，不可攻之，攻之必胀满，不能食也。欲饮水者，与水则哕。其后发热者，必大便复鞭而少也，以小承气和之。不转矢气者，慎不可攻也。小承气汤。

紫极曰：阳明可攻之证，必待大便结硬，方可予大承气汤。若不便有六七日，何以知可不可攻？先少与小承气汤，若服小承气汤，有矢气转出，燥屎已成，可以大承气汤攻之。若无矢气转出，此只为大便初头硬，后为溏便，不可以大承气汤攻之，攻后则腹胀满，胃气败绝，饮水亦哕。

饮食入胃，小肠分清泌浊，矢气之形成，与所食之物有关，所食之物有糖类与蛋白类，糖类之分解，生出碳类气体，此类不溶于水，无色无味，易聚在一起，聚多则及时排出，矢气响而不臭恶。蛋白类之分解，产出氮类气体，此类溶于水，无色有臭恶之气，随大便而下行，经大肠后，大肠吸收多余水分，此类气体溶于便中，已成饱和，多余者形成气体，量少而出，矢气不响但恶臭不绝。虽不食蛋白类，身体内自行死亡细胞亦蛋白类物质，故大便当臭。若大便不臭之时，肠已无热，蛋白类未再分解之。小肠吸收营气，少量废气杂质亦随之吸入肠外三焦系网膜，吸收之物在肠外三焦系内翻腾，精气汇聚，入于肝中，浊气聚多，仍复归于小肠，此即小肠分清泌浊之功也。

小承气汤有增强胃肠蠕动之功能，服小承气汤后，肠道蠕动增强，挤压肠外三焦系气体内释肠中，若肠中有水，则此矢气被水吸收。若大便干燥无水，则转而前行矢气出。故知不大便七八日，不知是否大承气汤证，先与小承气汤，转矢气者，知大便已燥，可以攻之。不然大便只为初头硬，后必溏，不可攻之。若攻之，则寒上加寒，腹中胀满，不能食，饮水亦哕。

225.夫实则谵语，虚则郑声。郑声者，重语也。

（紫极）曰：谵语者，如见鬼状，郑声者，重复其语。谵语为实，郑声为虚。病在阳明，矢气不得转出，吸入网膜三焦之中，冲于神明，若素体实则谵语，虚则郑声。

226.谵语，直视，喘满者，死；下利者，亦死。

（紫极）曰：人乃一团元气，阴阳相抱。谵语直视喘满，阳亡于上；下利者，阴脱于下；阴阳相离，死。

227. 发汗多，若重发汗者，亡其阳；谵语，脉短者，死；脉自和者，生。

紫极曰：汗多重发汗，此津液亡，津亡则肤油出，亡阳是也。谵语脉短者，燥盛津不生，死。脉自和者，津当自复，生。

228. 伤寒，若吐，若下后，不解，不大便五六日，日晡所发潮热，不恶寒，独语如见鬼状；若剧者，发则不识人，循衣摸床，惕而不安，微喘，直视，脉弦者生，涩者死。微者，但发热，谵语者，大承气汤主之，若一服利，止后服。

紫极曰：伤寒本当解表，若医者误吐误下，则伤其津液，津液伤，不大便五六日，见日晡潮热，不恶寒，病悉传于阳明腑实，独语如见鬼。若津亏之甚，神明不清之时，则发不识人，循衣摸床，目无所视，惊惕不安，喘而不息。若脉弦，弦者，阳欲出而阴阻之，知尚有微阴在，阻阳不得外出，故生。若脉涩，涩则干枯，津液亡，油汗出而死。若脉微，亡津液，但发热谵语，与大承气汤急下存阴，大便下即止。

229. 阳明病，其人多汗，以津液外出，胃中燥，大便必鞕，鞕则谵语，小承气汤主之。若一服谵语止，更莫再服。

紫极曰：素体多汗，津液本亏，发为阳明证，则便硬。谵语者，因便不通，肠中污浊之气吸入三焦之中，上冲神明，神不明则谵语。若便结矢气自转者，与小承气汤，服后无谵语者，即止后服，不必见大便出，后津液回，大便当自出，此勿不及，亦勿太过。

230. 阳明病，谵语，发潮热，脉滑而虚者，小承气汤主之；因与承气汤一升，汤入腹中转矢气者，更服一升；若不转矢气，勿更与之。明日不大便，脉反微涩者，里虚也，为难治，不可更与承气汤也。

紫极曰：阳明病，谵语，无潮热者，饮以小承气汤。若谵语，发潮热，但脉虚，虽有大承气汤证，亦不可与大承气汤，恐攻力太过，小承气汤主之。服小承气汤已，若转矢气，知大便已燥，可更服一升。若不转矢气，知肠道中仍有水气，可溶矢气，不可再服小承气汤，静而观之。明日仍不大便，而脉反涩，知主体功能太弱，无力推大便下行，是为难治，不可以再用承气下法。

231. 阳明病，谵语，有潮热，反不能食者，宜大承气汤下之，胃中必有燥矢五六枚也。

紫极曰：谵语潮热，阳明燥实之证，下不通则胃气不降，胃不降则不能食，以肠中有燥屎也，宜大承气汤下之。

232. 若能食者，但鞕耳，宜小承气汤。

紫极曰：接上条，若能食，知只为大便硬，宜小承气汤。此胃气仍当降，故能食，调以小承气。此以能食与否而知大便燥结程度，辨大小承气之证，能食者因为胃气之降，虽燥不盛，小承气汤主之。不能食，燥热上冲，必大承气汤证。

233. 阳明病，下血，谵语，此为热入血室，但头汗出者，刺期门，随其实而泻之，濈然汗出而愈。

紫极曰：阳明证燥热起，热迫血行，燥而开裂，大便当带血，而发为谵语者，此热入血室，热迫血不归经，但头汗出，当刺期门。期门血去，气机周转，汗出而愈。

234. 汗出，此为风也；谵语者，以有燥矢在胃中，此表虚里实故也，须下之，下之则愈，宜大承气汤。过经乃可下之，下之若早，语言必乱。

紫极曰：汗出为风，性为动，其内有热，而热可冲破玄府之束而汗出，内力之势大于玄府之束力，即汗出为风，风使汗出者也。谵语者，自语而乱也，此大便在内不得下，浊气不得出，逆入三焦，上冲神明之府，神不明则谵语。汗出为虚，无恶寒之象，表解也，谵语为实，大便已结，浊气不出也。此表虚而里实，当下之，大便下，里实去，浊气出，郁热退，热退则汗止，浊出则谵停，大承气汤主之。必待太阳过经乃可下之。何时过经？无恶寒之象者也。若有恶寒，太阳未过经，此谓下之过早，下之早，大便去，胃肠空虚，太阳表邪郁热必下陷，陷则语言必乱。

235. 伤寒四五日，脉沉而喘满，沉为在里，反发其汗，津液越出，大便为难，表虚里实，久则谵语。

紫极曰：伤寒发热无汗骨节疼痛而恶寒，四五日不愈而脉反沉者，知正气已过太阴少阴经，若阴经虚，则病传阴经，脉反现沉，其为在里，喘满出。太阳之候当发汗时不解表，过经已传阴经，反发其汗，则汗出津液亏损，胃肠无以润，阳明燥生，大便则难。汗出表虚，便结里实，此表虚里实之证，浊气不出上冲而谵语，谵语出，即接上条，大承气汤主之。

236. 三阳合病，腹满，身重，难以转侧，口不仁，面垢，发汗则谵语，遗尿。下之则额上生汗，手足厥冷。若自汗出者，白虎汤主之。

紫极曰：三阳并病为相传，三阳合病为本来即病，不必相传而得。太阳病寒邪，头项强痛而发热恶寒。阳明病燥气，口不仁（注：指口舌麻木，味觉减退），面垢。少阳病饮结，腹满，身重，难以转侧。此表有寒邪，里有燥气，半表半里三焦水饮结。当柴胡汤随证加减用担法而治，和解少阳，不得解太阳之表，亦不得下阳明之里。解表则伤津，阳明燥气甚，里实结，而谵语遗尿，此亡阴之候也。攻下则邪陷，额上油汗出，手足厥冷，此亡阳之候也。皆危证也。切之切之，正治之法，和解少阳。若三阳合病，自汗出者，表已经自解，传于阳明经热，恶寒罢，此白虎汤证，白虎汤主之。

237. 二阳并病，太阳证罢，但发潮热，手足漐漐汗出，大便难而谵语者，下之则愈，宜大承气汤。

紫极曰：二阳并病，太阳病传阳明，而太阳病未罢者也。必等太阳证罢，阳明里实后，方可下之。太阳证罢之候，恶寒无。阳明里实证之候，发潮热，手足汗出，谵语，大便难。大承气汤主之。

238. 阳明病，脉浮而紧，咽燥口苦，腹满而喘。发热汗出，不恶寒，但恶热，身重者，若发汗则躁，心愦愦反谵语。若加烧针，必怵惕烦躁不得眠；若下之，则胃中空虚，心中懊憹，腹满如故，小便难也。

紫极曰：脉浮而紧，其在太阳，咽燥口苦，其在少阳，腹满而喘，其在阳明，此三阳合病。若发热汗出，不恶寒但恶热，太阳证罢，身重者，少阳仍在，此阳明少阳合病，柴胡剂和解之，若自汗出者，白虎汤主之。不可重发汗，发汗则躁，心中愦愦而谵语，见阳明里实者，乃可攻之，大承气汤主之。若加烧针，则为火攻，伤其阴液，心中惊惕，烦躁不得眠，柴胡剂和解之。阳明未成里实，若用攻下，则徒伤其阴，心中懊侬，腹满如故，小便为难。

239. 阳明病，心中懊侬，舌上胎者，宜栀子豉汤主之。若渴欲饮水，口干舌燥者，白虎加人参汤主之。若脉浮发热，渴欲饮水，小便不利者，猪苓汤主之。

紫极曰：接上条，阳明无里实而用攻下，心中懊侬，客热在胃中，舌上燥黄苔起，宜栀子豉汤。若口干舌燥，自汗出，渴欲饮水，白虎加人参汤。若腹满如故，渴欲饮水，小便不利，脉浮发热，此热饮结于下焦，宜猪苓汤。

猪苓汤方

猪苓（去皮）　茯苓　泽泻　阿胶　滑石（碎）各一两

上五味，以水四升，先煮四味，取二升，去滓，内阿胶烊消，温服七合，日三服。

紫极曰：猪苓利下焦热结之水，茯苓去中焦湿饮之水，泽泻泻其邪水泽其正水，滑石通利水道，四药相合，水道通，水结去，此去湿热之结于下焦，以致发热口渴、小便不利之证。湿热聚于下，热伤其血，以阿胶复其阴血。凡见渴欲饮水，小便不利，腹胀满者，皆此方之义。诸如石淋、小便带血等。五苓散治水逆之证，微热消渴，水入即吐，小便不利，其在中焦。猪苓汤其治在下焦，发热口渴，小便不利，腹痛腹满。

240. 阳明病，汗出多而渴者，不可与猪苓汤，以汗多胃中燥，猪苓汤复利其小便故也。

紫极曰：猪苓汤证，脉浮发热而渴欲饮水，腹胀满，此湿热相聚于下焦也。若汗出多而渴者，此津无源，胃中干燥，小便不利为水液无源，不可用猪苓汤。猪苓汤复利小便，使津液更亏。

241. 脉浮而迟，表热里寒，下利清谷者，四逆汤主之。若胃中虚冷，不能食者，饮水则哕。

紫极曰：浮则热在表，迟则寒在里，此为表热里寒之候，若下利清谷，为胃肠无热，命门无火，不足腐化饮食，病在少阴，四逆汤主之。若不能食，饮水则哕，此胃中虚冷，理中汤主之。

242. 脉浮，发热，口干，鼻燥，能食者，则衄。

紫极曰：脉浮在表而发热，口干鼻燥者，为阳明燥热在血脉，若能食者，知不在胃肠之腑，而为经热，因津亏故，汗源不足，当冲破鼻窍而衄血。衄血之证，为内热久不得外出，无散之路，郁极则冲破鼻窍而衄血。常见伤寒表太实，或阳明燥热汗无源，有汗者无血，有血者无汗。

243. 阳明病，下之，其外有热，手足温，不结胸，心中懊憹，饥不能食，但头汗出者，栀子豉汤主之。

紫极曰：阳明下后，外有热，手足温，无结胸，本不当下而下之，幸未成结胸邪气内陷之证。若心中懊憹，饥不能食，此胃中虚热，虚热上冲但头汗出，当栀子豉汤。胃中热甚，饥则必食，此机能过亢，白虎汤消之。

244. 阳明病，发潮热，大便溏，小便自可，胸胁满不去者，小柴胡汤主之。

🔲曰：虽阳明病发潮热，若胸胁满而不去，知并在少阳，大便溏者，三焦之饮自入胃肠，小便自可者，肠道仍可吸收水分，小柴胡汤主之；若大便结，胸胁满不去者，大柴胡汤主之。此条乃生化机能不同步，肝气不疏而成，常多见于女子七七之时。

245. 阳明病，胁下鞕满，不大便而呕，舌上白苔者，可与小柴胡汤，上焦得通，津液得下，胃气因和，身濈然而汗出也。

🔲曰：阳明并于少阳，胁下硬满，不大便而呕，本当大柴胡汤，而见舌上白苔者，知无热也，其上下焦不得通，三焦水饮结在上，津液不得下流，其上水饮，其下燥热，故使不大便。不必以大柴胡汤下之，当以小柴胡汤解之，去其水饮，以上焦得通，饮化津液自下可润胃燥，胃肠气得和，身微汗出，大便自得下。

246. 阳明中风，脉弦浮大而短气，腹满，胁下及心痛，久按之气不通，鼻干不得汗，嗜卧，一身面目悉黄，小便难，有潮热，时时哕，耳前后肿，刺之稍差。病过十日，外不解，脉续弦者，与小柴胡汤。脉但浮，无余证者，与麻黄汤。若不尿，腹满加哕者，不治。

🔲曰：弦为少阳，浮为太阳，大为阳明，阳明中风，脉现三阳合病。短气，腹满，其在阳明；胁下及心痛，久按之气不通，其在少阳；鼻干不得汗，嗜卧，其在太阳；身面皆黄，油入三焦；小便难，有潮热，时时哕，津液亏。耳前后肿，其环于少阳经，刺之少阳暂通，稍瘥。若病过十余日，见外证不解，脉仍续弦者，当以小柴胡和之。只现表证，麻黄汤与之。若不尿，则津亏，腹满，内结为水饮，哕者，胃气亡，此内阴结成实，无胃气则死。

247. 阳明病，自汗出，若发汗，小便自利者，此为津液内竭，虽鞕不可攻之，当须自欲大便，宜蜜煎导而通之，若土瓜根及大猪胆汁皆可为导。

紫极曰：阳明本燥气，自汗而出，若再发其汗，津液更亏，小便自利者，津液不回也，便硬因津液内竭之故，不可以攻之，当用润肠之法，蜜煎导主之。

蜜煎方

食蜜七合

上一味，于铜器内，微火煎，当须凝如饴状，搅之勿令焦著，欲可丸，并手捻作挺，令头锐，大如指，长二寸许，当热时急作，冷则鞕。以内谷道中，以手急抱，欲大便时乃去之。

土瓜根方

已佚。

猪胆汁方

大猪胆一枚，泻汁，和少许法醋，以灌谷道内，如一食顷，当大便出宿食恶物，甚效。

紫极曰：蜜煎导于老人小孩大便不通者，用之甚合，因小儿有相火，老人津不足，煎蜜为丸，导入谷道，蜜当融化于直肠之内，可直营肠道，且蜜性滑，导大便而出。若现有实热者，可用猪胆汁方。

248. 阳明病，脉迟，汗出多，微恶寒者，表未解也，可发汗，宜桂枝汤。

紫极曰：阳明病，虽有腹胀满，若脉迟，汗多，有恶寒者，则知表证仍在，见表者，当解表，桂枝汤主之。

249. 阳明病，脉浮，无汗而喘者，发汗则愈，宜麻黄汤。

紫极曰：阳明病腹胀满，见有麻黄汤之脉浮，恶寒，无汗而喘者，麻黄汤主之。

250. 阳明病，发热汗出，此为越热，不能发黄也。但头汗出，身无汗，剂颈而还，小便不利，渴饮水浆者，此为瘀热在里，身必发黄，茵陈蒿汤主之。

紫极曰：黄之所生有阴阳，各有其二，阳黄者，一为脾黄，一为（肝）胆黄。脾黄者，因津液亏，皮下三焦处油膏蒸入其中，溢于皮肤而发黄。胆黄者，瘀热在里，蒸血中胆汁而黄。

胆汁之形成在肝中。食之精归于肝后，肝内蒸化，分化出五脏之精与营也，上输于心与心包。膀胱气化，使膀胱内尿液气化蒸馏，洁净之液入于肝中，冲洗肝中蒸化后之渣质，形成胆液，流入胆囊，注于肠中。仍有少部分随营气行于血中，经肾过滤，入于膀胱。胆汁遇热则变黄，故正常人尿液微黄。缘何以少量胆汁随营入血？因其终于膀胱也，本乎天者亲上，本乎地者亲下，本乎血中胆汁者，入膀胱，膀胱气化蒸馏之液，亦因此中胆汁故而入于肝中，尘归尘，土归土。胆汁注于肠中，腐化脂肪，易于吸收，其受肠道之热变化而成黄色，故大便亦黄。今有少量胆汁随营入血，因瘀热故，胆汁在血脉中受热即时变化而黄，即为胆黄。

阴黄者，一为血虚，一为阴实。血虚者，营气不养，中焦变化而赤不足，血色不足，则皮下脂肪现而苍黄。阴实者，阴邪实结于脾内，使脾藏之黄精不得入于脾内，而散于血中，其色暗黄，灰黄，此为危证。

阳黄皆因热蒸，阴黄皆为阴寒。

阳明病，发热，汗出者，三焦内有津，可自皮毛而出，此为越热，不至于发黄。若瘀热不得出，热郁聚在中，冲于上则头汗出，体因湿裹，反身无汗，头为诸阳之首，汗至颈而无，湿热相结，小便不利，热饮在中，渴欲饮水，此为瘀热在里，蒸胆汁于血液之中而发黄，茵陈蒿汤主之。

茵陈蒿汤方

茵陈蒿六两　　栀子十四枚（擘）　　大黄二两（去皮）

上三味，以水一斗二升，先煮茵陈，减六升，内二味，煮取三升，去滓，分三服。小便当利，尿如皂荚汁状，色正赤，一宿腹减，黄从小便去也。

紫极曰：茵陈蒿得春气之早，去其湿热，升发肝气通利小便而除黄，栀子去其虚热，大黄入于血中推陈致新。肝气升发，血中之浊汁由大黄推出，栀子去热而湿退，湿热除，黄自小便而出。

251. 阳明证，其人善忘者，必有蓄血，所以然者，本有久瘀之血，故令善忘；矢虽鞕，大便反易，其色必黑，宜抵当汤下之。

紫极曰：善忘者，上气不足，下气过实，上气虚则血虚，血不足以养心则善忘。阳明蓄血证，大便必黑，虽结硬，瘀血但滑，大便易出，小便自利，口渴却不欲饮，血海三阴交有压痛，此瘀血证也，抵当汤主之。老人善忘，亦因于上气不足，先察下气是否瘀实，辨于虚实二证，而后医之。

252. 阳明病，下之，心中懊恼而烦，胃中有燥矢者，可攻。腹微满，初头鞕，后必溏，不可攻之。若有燥矢者，宜大承气汤。

紫极曰: 阳明病, 胃肠之中有燥屎者, 可攻之。若无燥屎而下之, 则心中懊恼而烦, 栀子豉汤主之。若腹满, 大便初头硬而后溏, 此欲作固瘕, 不可以攻之。有燥屎之攻者, 大承气汤主之, 以小承气汤试之。

253. 病人不大便五六日，绕脐痛，烦躁，发作有时者，此有燥矢，故使不大便也。

紫极曰：不大便五六日，欲辨结实与否，实则拒按，绕脐而痛，欲下而不得下，发作有时；苔燥黄，口中渴，小便黄，此有燥屎在胃肠，大承气汤主之。大肠者，自右横脐贯左，燥屎在其中，则绕脐而痛。

254. 病人烦热，汗出则解，又如疟状，日晡所发热者，属阳明也；脉实者，宜下之；脉浮虚者，宜发汗。下之与大承气汤，发汗宜桂枝汤。

紫极曰：发热而烦，汗出而解，热解烦亦解，此烦者，郁热在里也。如疟证，寒热往来，因其在日晡者，非为疟，而似疟，阵阵潮热出也，知此在阳明病。若脉实则燥成实，可以大承气汤下之。若脉浮，知仍在表，当解表，桂枝汤主之。

255. 大下后，六七日不大便，烦不解，腹满痛者，此有燥矢也，所以然者，本有宿食故也，宜大承气汤。

紫极曰：饱食后伤寒，传至阳明燥结，下之后，六七日不大便，腹满痛不止，烦不解者，此下后宿食未下，复因燥热之气而结实，而成燥屎，当再下之，大承气汤主之。

256. 病人小便不利，大便乍难乍易，时有微热，喘冒不得卧者，有燥矢也，宜大承气汤。

紫极曰：初得阳明，胃肠中有燥热之气，津液仍在者，若小便自利者，大便必结，此津液不得回，若昨日四五行，今日再行，知不久当大便。若津液本亏而郁燥热之气，小便即当不利，短小而赤，虽有微津暂可得回，但微而不足，乍来乍去，故大便乍难乍易，微郁燥热，则外现时有微热，津亏而喘不得卧，此胃肠中有燥屎也。所谓燥屎之意，燥热之气在胃肠也，宜大承气汤泻之。

　　此中阳明燥气致有屎核结在肠壁，便过之时，环核而结，结之甚时大便难，有微热。后便冲之，硬屎去而核仍在，大便暂易而微热退，当以大承气汤化去屎核。

257. 食谷欲呕者,属阳明也,吴茱萸汤主之。得汤反剧者,属上焦。

◀吴茱萸汤方▶

吴茱萸一升(洗)　人参三两　生姜六两(切)　大枣十二枚(擘)

上四味,以水七升,煮取二升,去滓,温服七合,日三服。

紫极曰:不食即呕者,此内结水饮在三焦,属少阳,小柴胡汤主之。食谷即呕,此胃寒不受,属阳明,吴茱萸汤主之,此人必素有胃寒之证。若得汤反剧者,寒气在胸中,不在胃中,甘草干姜汤主之。若本无他证,食后恶心欲吐者,食毒也,大黄甘草汤主之。

258. 太阳病,寸缓,关浮,尺弱,其人发热汗出,复恶寒,不呕,但心下痞者,此以医下故也。如其不下者,病人不恶寒而渴者,此转属阳明也。小便数者,大便必鞕,不更衣十日,无所苦也;渴欲饮水,少少与之,但以法救之。小便不利而渴者,宜五苓散。

紫极曰:太阳病证误下之,关脉浮者,心下痞,泻心汤主之。其人发热汗出恶寒,其表未解,不呕者,不在少阳,汗出寸脉缓,伤津液尺脉弱,津液有所伤,其人下利止,不恶寒而渴者,虽有痞证,病转归于阳明燥也。小便自利,津液不得自回,大便必硬。虽便硬,而因前有误下成痞,此为虚寒之证,虽不更衣十余日,亦无所苦,不得用承气汤,知犯何逆,以证治之。若其人渴欲饮水者,少少与之,待津液自回而可以愈。若小便不利而发渴者,此为水逆,五苓散主之。

259.脉微而汗出少者，为自和也；汗出多者为太过。阳脉实，因发其汗，出多者，亦为太过。太过为阳绝于里，亡津液，大便因鞭也。

紫极曰：脉微者，邪气退，汗出少者，津自回，此为自和之象，病自瘥之。若汗出多者，此为太过，易伤津液，大便因硬。若寸脉实，发汗多者，亦为太过，太过则阳气随汗而出，绝于里，汗太过津液亡，大便因硬。

260.脉浮而芤，浮为阳，芤为阴，浮芤相搏，胃气生热，其阴则绝。

紫极曰：芤为虚脉，津血不足之象，脉浮为阳，其为在表，而郁内热。脉现浮芤，胃中燥热生，更伤其阴，其阴则绝，危之证。

261.趺阳脉浮而涩,浮则胃气强,涩则小便数,浮涩相搏,大便则难，其脾为约，麻子仁丸主之。

紫极曰：趺阳在胃经冲阳穴，脉浮则胃强，涩则津不足，小便当数，大便则干，此为脾约，麻子仁丸主之。缘何此大便结为脾约？脾者，太阴，其为湿土，太阴治水，为胃行津液，而润于小肠，小肠得滋则取食中营气。若胃强而燥，其燥传太阴脾，脾主少腹，脾燥则不为胃行津液，小肠则燥，食中营气吸收，而水液不足，此小肠之燥也，转入大肠之水气不足也，其因脾不移津于胃肠也，故名脾约，脾为制约，不转津液。脾燥其因在胃中燥热也。当治其源于胃，胃燥得养，脾气得复，方可移津，小肠得润而病愈。用丸不用汤者，取其丸而润也。

麻子仁丸方

麻子仁二升　芍药半斤　枳实半斤（炙）　大黄一斤（去皮）　厚朴一尺（炙，去皮）　杏仁一升（去皮尖，熬，别作脂）

上六味，蜜和丸，如梧桐子大，饮服十丸，日三服，渐加，以知为度。

紫极曰：脾主运化，润脾之燥用油膏，诸仁有油，而可润之。此丸以麻子仁大润脾燥，枳实、厚朴、大黄，小承气类，治胃肠燥火，此治其源。枳实利五门、宽肠，厚朴移津于胃肠，阳明燥热去，脾液生，移于小肠而润。以芍药收相火，杏仁利肺气，上气通，下津生。炼蜜为丸，以大便通利为度。

262. 太阳病三日，发汗不解，蒸蒸发热者，属胃也，调胃承气汤主之。

紫极曰：太阳病本当发汗而解，若因素体津亏，汗出而蒸蒸发热者，转属阳明之燥热也，调胃承气汤主之。

263. 伤寒吐后，腹胀满者，与调胃承气汤，和之则愈。

紫极曰：调胃承气汤之用，降其胃，去其宿食，解其毒，缓其燥，调其热，伤寒吐后，现腹胀满，无他证，与调胃承气汤缓缓降胃气则愈。

264. 太阳病，若吐，若下，若发汗，微烦，小便数，大便因鞕者，与小承气汤。

紫极曰：太阳汗吐下后，若小便数，大便因硬者，此津液不能回，热在少腹，心中微烦，燥热未盛之时，小承气汤主之。

265. 得病二三日，脉弱，无太阳柴胡证，烦躁，心下鞕，至四五日，虽能食，以小承气汤少少与微和之，令小安。至五六日，与小承气汤一升。若不大便，小便少者，虽能食，但初头鞕，后必溏，未定成鞕，攻之必溏。须小便利，矢定鞕，乃可攻之，宜大承气汤。

紫极曰：此处语序倒装，"若不大便……攻之必溏"一句，实应置于首句"虽能食"之后。太阳二三日，无恶寒之表证，亦无呕逆之少阳，心中微起烦躁，心下硬，不大便，四五日，虽能食，小便少，知大便初头硬，后必溏，未成结硬，不可以攻之，攻之必溏，只可以小承气汤代茶饮，少少与之微和。等小便利，便结硬，阳明里实证成时，方可用大承气汤。能食则胃气仍可降，小便少者，燥气不盛也。

266. 伤寒六七日，目中不了了，睛不和，无表里证，大便难，身微热者，此为实也，急下之，宜大承气汤。

紫极曰：伤寒六七日，不大便，身微热，此为实，燥热津亏。目中精之注，今精津亏，目中涩，视物不明，无恶寒之证，当大承气汤急下存阴。缘何无大热者，因燥气，无水以涵热，热出而不现大热。

267. 阳明病，发热汗多者，急下之，宜大承气汤。

紫极曰：若小便利，短少而赤，发热汗多，舌苔黄燥，腹中胀，不大便，此阳明实结之证，发热汗多者，津液更亏，当急下存阴，大承气汤主之。

268. 发汗不解，腹满痛者，急下之，宜大承气汤。

紫极曰：发热而欲汗解，汗发而热不解，腹满大实痛，此为阳明燥结，不可复发汗，更伤其阴，当急下存阴，大承气汤主之。

269. 腹满不减，减不足言，当下之，宜大承气汤。

紫极曰：见阳明大承气汤证而下之，下后腹满不减，或微减不多，此未下完，仍当下之，大承气汤主之。

270. 阳明少阳合病，必下利；其脉不负者，顺也；负者，失也；互相克贼，名为负也，脉滑而数者，有宿食也，当下之，宜大承气汤。

紫极曰：阳明脉大，少阳脉弦，伤寒传阳明而并于三焦少阳，阳明者肠胃下利，兼少阳之呕逆，此阳明少阳合证。若脉现弦大，此为不负，顺也；若脉证不合，此为负，失也。阳明者胃肠之内，少阳者胃肠之外，二者相合相应于脉，此为顺。若脉滑而数，此三焦堵塞不通之呕逆，当有宿食在阳明，非为阳明体质之病，当下之，宜大承气汤。此条言明，脉证相符者，阳明少阳体质之病，若不相符，脉现滑数，此为阳明宿食，阻塞少阳而发为阳明少阳合病，此为负，宜下之。

271. 病人无表里证，脉浮数者，虽发热六七日至七八日，勿下之。假令已下，脉数，不解，不大便者，有瘀血，宜抵当汤。若脉数，不解，而下不止，必协热而便脓血也。

紫极曰：无表证者，无恶寒，无里证者，无下利腹满。今脉现浮数者，此唯发热现于表，虽发热七八日，仍不当下，此为温病，当桂枝去桂加黄芩丹皮汤，阴不足者再加生地黄。若下之，则邪热陷于里，脉仍数者，知邪热未退而陷于内，此谓不解；若不大便者，邪热攻伤于内，为有瘀血，宜抵当汤下之。若脉数而下利不止者，此协热下利，以葛根芩连汤；若腹痛下利者，宜黄芩汤；若下利脓血者，白头翁汤。

272. 伤寒，发汗已，身目为黄，所以然者，以寒湿在里不解故也。以为不可下，于寒湿中求之。

紫极曰：发黄之证有四，一为肝胆湿热，逆胆汁入于血中而为黄；一为三焦水道津亏，蒸油膏入于三焦而现于肤；一为血虚不足以变化为赤，而肤现虚损之黄；一为脾不纳精，食之精微黄色者游离于外。胆汁之逆者为湿热，水道津亏者为热蒸，血虚不运者为虚损，脾不纳精者为寒湿。

伤寒发汗已，若素体寒湿在内，发汗则动表阳，热随汗出，引动内之寒湿，寒湿伤脾，脾不纳精而发黄。发汗者，玄府开也，玄府开而阳气出，阳气出而内寒生，若素体本有寒湿在内，则寒湿内动，伤于脾阳，此其意也。白术甘草汤主之，寒者加附子。

273. 伤寒七八日，身黄如橘子色，小便不利，腹微满者，茵陈蒿汤主之。

紫极曰：此条与上条相应，伤寒七八日，身发黄者而小便不利者，因于湿热，湿者欲下而热引之，热之欲出而湿引之，湿热胶着不得外出而成，故小便不利。若小便利者，当不身黄。身黄如橘色，小便不利，腹微满者，湿热之候也，茵陈蒿汤主之。

三月茵陈四月蒿，茵陈得春天之气，最善升发肝气，风动胜湿。湿热相合，热去而湿自去，以栀子清气分之热，大黄逐血中之热，推陈致新，气血中之热清，茵陈升发肝气，而湿热当去。

274. 伤寒瘀热在里，身必发黄，栀子蘗皮汤主之。

紫极曰：瘀热在里，身发黄，小便不利，腹微满者，茵陈蒿汤，此湿盛于热，湿因热引而不得小便，故用大黄推陈致新。若瘀热在里，小便黄赤短小而痛，身发黄，此热盛于湿，小便本有，因热故而不得小便，栀子柏皮汤主之，此用黄柏清下焦之热。

栀子蘗皮汤方

肥栀子十五个（擘）　甘草一两（炙）　黄蘗二两

上三味，以水四升，煮取一升半，去滓，分温再服。

275. 伤寒身黄发热者，麻黄连轺赤小豆汤主之。

紫极曰：身黄发热兼有表证，此瘀热在表而玄府内有油膏瘀积，油膏因热故，塞于玄府之内，使热不得外泄，致使发黄，麻黄连轺赤小豆汤主之。

寒湿发黄因于寒湿体质，汗出而脾中寒湿。瘀热发黄，胆汁逆于血中，湿热盛，茵陈蒿汤主之；热盛下焦湿热者，栀子柏皮汤主之。三焦内热蒸油膏逆陷于玄府而发黄，以麻黄连轺赤小豆汤。此三种发黄之辨也。

麻黄连轺赤小豆汤方

麻黄二两（去节）　连轺二两　杏仁四十个（去皮尖）　赤小豆一升　大枣十二枚（擘）　生梓白皮一升（切）　生姜二两（切）　甘

草二两（炙）

上八味，以潦水一斗，先煮麻黄再沸，去上沫，内诸药，煮取三升，去滓，分温三服，半日服尽。

紫极曰：麻黄发阳，连轺用根，开玄府清湿热。杏仁润肺，以滋水源，赤小豆解毒去脓痈，可去三焦玄府内油膏之瘀积。梓白皮以皮达皮，清在三焦之中。姜草枣以补其津。阳气发，水液滋，三焦网膜中瘀积去，陈去而新致则黄除。皮肤之病，因瘀阻而塞者，常以此方之意而用之。

辨少阳病脉证并治法

紫极曰 少阳三焦水火之道路身之大腑其与脏腑相连四肢百骸十二窍皆通于三焦少阳之腑三焦道路不畅水饮结成生化热郁逆而上冲口苦咽干而目眩

276. 少阳之为病，口苦、咽干、目眩也。

紫极曰：少阳三焦，水火之道路，身之大腑，其与脏腑相连，四肢百骸，十三窍皆通于三焦。少阳之病，三焦道路不畅，水饮结成，生化热郁，逆而上冲，口苦咽干而目眩。

277. 少阳中风，两耳无所闻，目赤，胸中满而烦者，不可吐、下，吐下则悸而惊。

紫极曰：中风者，内有相火不藏也，风气开启玄府，谓之中风。中风之义，相火不收藏，风者，寒之微也，中风之后，玄府被寒所郁而暂闭，内生化之热不得外行，因有相火不收藏，更助其热，反冲开玄府而汗出，汗出热随之退，玄府复闭。

太阳中风桂枝汤证，借桂枝以解肌；阳明中风葛根汤证，借麻桂开启玄府而散郁热。少阳中风者，相火行于三焦，精亏不得润养而两耳无所闻，五脏之精皆上注于目，热冲于精明而目赤，三焦道路不通，火郁于局部而胸中烦满。少阳中风在内，当以和解少阳，收敛相火，去其郁积。太阳体表谓之外，玄府闭汗不得出，当以汗法。阳明玄府，口至谷道之通路，亦为人身之外，其胃上至口有积当以吐，胃下至肠有积当以下。若少阳三焦道路不通畅，则不得吐下，吐下徒伤胃肠，而不达三焦之位，吐下之后精更亏损，悸而惊。小柴胡汤主之。

278. 伤寒，脉弦细，头痛，发热者，属少阳，不可发汗，发汗则谵语，此属胃，胃和则愈，胃不和则烦而躁。

紫极曰：内有热而外有寒，外寒盛，内热不得出则脉紧，现于皮毛则脉浮，为太阳伤寒之证。内有热而外有饮，饮盛而合热不得外出则脉弦，其在三焦，气血外行不足则脉细，此为少阳伤寒。少阳伤寒，发热头痛，当去其饮而热自出，不可发汗，汗出则徒伤正津，胃液亏损，胃阴损则发为谵语，胃中津液还则愈，不得还则烦而躁。

279. 本太阳病，不解，转入少阳者，胁下鞭满，干呕不能食者，往来寒热，尚未吐、下，脉弦紧者，与小柴胡汤。

紫极曰：伤寒传经，三日过少阳，少阳本有饮证，邪气转入与饮结于胁下，则胁下硬满。三焦道路不通，少阳不降，郁火上冲，胃气不和，干呕不能食，热随流饮上下于三焦之道路，行于阴阳之间，发为往来寒热，未吐未下者，正水未伤，脉弦有饮，寒阻脉紧，小柴胡汤主之。

小柴胡汤方

柴胡半斤　黄芩三两　人参三两　半夏半升（洗）　甘草（炙）　生姜各三两（切）　大枣十二枚（擘）

上七味，以水一斗二升，煮取六升，去滓，再煎，取三升，温服一升，日三服。若胸中烦而不呕者，去半夏、人参，加栝蒌实一枚。若渴者，去半夏，加人参合前成四两半，栝蒌根四两。若腹中痛者，去黄芩，加芍药三两。若胁下痞鞭，去大枣，加牡蛎四两。若心下悸、小便不利者，去黄芩，加茯苓四两。若不渴、外有微热者，去人参，加桂枝三两，温覆微汗愈。若咳者，去人参、大枣、生姜，加五味子半升，干姜二两。

紫极曰：太阳在表，阳明在胃，少阳在三焦。三焦者，水火之道路，常病于饮，少阳之证，当以治饮。饮结于三焦，则水火之道路不畅，以柴胡推陈致新。柴胡推三焦之陈入于胃肠，大黄推胃肠之陈至于体外，柴胡推陈小管道，大黄推陈大管道，此二者之别也。柴胡陈去而新生，桂枝补中益气而去陈，此亦二者之别也。黄芩去饮合之热，半夏去三焦之饮，饮去而热散。参姜草枣，生新津之品，少阳陈饮得去而新津生，病可得愈。

其药以水煮减半，去滓再煮减半，所谓去滓再煮者，和其阴阳，达于三焦阴阳之间也。若胸中烦而不呕，则上焦无饮阻，则去半夏人参，当以栝蒌实助柴胡宽利上焦而下气，则胸中烦可除。若渴者，津液亏损也，去半夏伤津之品，加栝蒌根生津而降逆，加量人参以生津。若腹中痛，相火不收而营亏不养，去黄芩加芍药，黄芩清三焦之火，芍药敛相火之用。若胁下痞硬，则饮聚而不动，去大枣之滋腻，加牡蛎以软坚去水。若心下悸，小便不利，则饮聚于腹中，下不得小便，精不得上承而心悸，去黄芩加茯苓以化饮。若不渴则内津不伤，外有微热者，则饮积在四肢玄府之路，去人参加桂枝以解肌，微似汗取通。若咳者，饮在肺，去人参大枣生姜生津之用，加五味敛肺气，干姜温而化饮。

280. 若已吐、下、发汗、温针，柴胡汤证罢者，此为坏病；知犯何逆，以法救之。

紫极曰：本柴胡汤证，医者以汗吐下温针法，徒伤津液，而少阳饮未除，忽变他证，柴胡汤证罢，此为医者之误，为坏证，知犯何逆，以法治之。

281. 三阳合病，脉浮大，上关上，但欲眠睡，目合则汗。

紫极曰：脉浮在太阳，脉大在阳明，浮大上关，为在少阳，此脉证三阳相合，热使人昏，但欲眠睡。目合则神不扰精，少阳暂通，热得以流而汗自出。仍当以柴胡汤治少阳，交通内外，使热得泄。

282. 伤寒六七日，无大热，其人烦躁者，此为阳去入阴故也。

紫极曰：伤寒六七日，经已传遍，若无大热者，本为病当愈，今反现烦躁者，邪气入阴也。病邪入阴则人烦躁。

283. 伤寒三日，三阳为尽，三阴当受邪，其人反能食而不呕，此为三阴不受邪也。

紫极曰：伤寒三日，经过少阳，三阳为尽，若能食，则里阴不虚，其人不呕，则病不传少阳，此三阴不受邪也。

284. 伤寒三日，少阳脉小者，欲已也。

紫极曰：伤寒三日，经过少阳，若病传少阳者，则脉现弦细，今脉不弦不细，而脉浮大变小，则热退而不传少阳，为欲已。

285. 少阳病欲解时，从寅至辰上。

紫极曰：寅卯辰，东方木会，少阳初升之时，其应在三焦阳气苏复，少阳病欲解时，为此时上。

辨太阴病脉证并治法

紫极曰 今太阴者其脏在脾肺体液之道路人体体液之调节游溢精气上输于脾脾气散精上归于肺通调水道下输膀胱水精四布五经并行其包含人身之体液与今之淋巴系统

286. 太阴之为病，腹满而吐，食不下；若下之，必胸下结鞕，自利益甚，时腹自痛。

紫极曰：太阳在玄府，阳明在胃肠，少阳在三焦。表皮玄府者，汗津之道路，胃肠者，饮食之道路，三焦者，水火之道路。水火者，阳气也。今太阴者，其脏在脾肺，体液之道路，人体体液之调节，游溢精气，上输于脾，脾气散精，上归于肺，通调水道，下输膀胱，水精四布，五经并行，其包含人身之体液与今之淋巴系统。观人身内景，体液自流，由脾调节，行津于胃，多余之液，上输于肺，入于血脉之中。若太阴之病，脾不调节水液，水湿于腹中，则腹满而吐，食不下。强行食之，而食不化，结于胃中，胸下满硬。湿在腹中，水迫自痛，时自利下水，而腹痛减。当以燥湿为治。

287. 太阴中风，四肢烦疼，脉阳微阴涩而长者，为欲愈。

紫极曰：中风为相火不藏，脾不化湿，郁而化火，久郁则相火生，若邪传太阴，则谓太阴中风。脾主四肢，体液黏着不化，郁热相合于肌间体液，四肢酸疼，桂枝加茯苓白术汤主之。若脉阳微阴涩而长，阴为里，阳为表，阴长则正气生而达于外，则为欲愈。

桂枝加茯苓白术汤方

桂枝汤中加茯苓三两，白术三两。

紫极曰：桂枝汤调和阴阳，白术燥土而化湿，茯苓化湿以燥土，二者合用，使湿得去，桂枝汤使阴阳生，以治中风则病愈。

288. 太阴病，欲解时，从亥至丑上。

紫极曰：亥子丑，北方水会，一阳生时，太阴去阳不远，一阳生助为欲解之时。

289. 太阴病，脉浮者，可发汗，宜桂枝汤。

紫极曰：太阴病腹满，若脉浮者，其在表，水液不畅而至内水不化，开其表则内水自化，可发汗，桂枝汤主之。

290. 自利不渴者，属太阴，以其脏有寒故也，当温之，宜服四逆辈。

紫极曰：太阴主液，腹内有寒湿不化水饮，渗入胃肠则自利，阴寒之盛则不渴，此自利不渴者，利属太阴，当以温之。四逆辈，理中四逆之类，炮附子实表，生附子破阴，干姜温中，生姜去饮，等等，皆可酌情使用。

291. 伤寒，脉浮而缓，手足自温者，系在太阴；太阴当身发黄，若小便自利者，不能发黄；至七八日，虽暴烦，下利日十余行，必自止，以脾家实，腐秽当去故也。

紫极曰：伤寒脉浮在表，脉缓有湿，此湿气在表，手足自温者，热郁于四末而不得出，故自温，体液高于常温也，此为太阴中风之证。若太阴里饮，五色之黄精不得入于脾，溢于外而发黄；若小便自利，则湿有去路，黄精可入于脾，则不会发黄。太阴发黄者，当以利小便。若七八日，太阴气复，当暴烦，脾气回复则除污浊，吸腹中之饮入于胃中，下利日十余行，秽去而利自止。大便自利者，气化功能复，浊液可分消而出，虽下利十余行，则利必自止，病自愈，此谓脾家实。

292. 本太阳病，医反下之，因而腹满时痛者，属太阴也，桂枝加芍药汤主之；大实痛者，桂枝加大黄汤主之。

紫极曰：太阳病本当解表，而医反误下，若素体有湿，则邪与湿相合发为太阴之证，太阴湿满，邪热陷于腹中与湿相合，则腹满而时痛，桂枝加芍药汤主之。若素体燥湿有两停，胃肠中有燥屎，而腹中有湿，则邪陷发为腹中大实痛，桂枝加大黄汤主之。

桂枝加芍药汤方

桂枝三两（去皮）　芍药六两　甘草二两（炙）　大枣十二枚（擘）　生姜三两（切）

上五味，以水七升，煮取三升，去滓，温分三服。本云桂枝汤，今加芍药。

桂枝加大黄汤方

桂枝三两（去皮）　大黄二两　芍药六两　生姜三两（切）　甘草二两（炙）　大枣十二枚（擘）

上六味，以水七升，煮取三升，去滓，温服一升，日三服。

紫极曰：太阳郁热，医反下之，则邪热内陷，与腹中之饮相合，发为太阴病。腹饮液压增强腹中痛，以桂枝补中益气，强脾功能以吸收腹饮，倍芍药以缓急腹痛，芍药者，性缓也，缓则玄府开，增大通道，使腹压减轻。若肠中有燥屎而现大实痛者，加大黄以推陈致新。

293. 太阴为病，脉弱，其人续自便利，设当行大黄、芍药者，宜减之，以其人胃气弱，易动故也。

紫极曰：若素体弱，当减药量，用药之量，必与人身元气相应，他方亦然。

辨少阴病脉证并治法

紫极曰 心者阳脏生化不可停也热之大也心脉顺脊下行通于命门命门者士节之旁小心也其热乃与心等同少阴者心与肾此小心即肾命门也命门之火乃相连小肠门也

294. 少阴之为病，脉微细，但欲寐也。

曰：人身本一经，强分为六经，所谓经者，管道也，孔洞也，统称之玄府也。经有经络相连，有运行之管道，亦有管道之孔洞。太阳玄府，汗津之道路；阳明者，胃肠，饮食之道路；少阳者，水火之道路；太阴者，淋管，体液之道路；少阴者，脉管，营血之道路；厥阴者，隧管，精气之道路。太阴阳明在里，食饮入内；太阳少阴在表，汗血同源；少阳厥阴在中，津精运行。

少阴之为病，其病在心脉。心者阳脏，生化不可停也，热之大也。心脉顺脊下行，通于命门，命门者，七节之旁，小心也，其热力与心等同。少阴者，心与肾，此小心即肾命门也。命门之火力相连小肠，故小肠之热，等同心热，则人身不病。腹中温热，则下肢热、足温，腹中寒则足冷。腹中温热，为小肠生化之环境，小肠分清泌浊之功，又为身体生化基础，身体内正气循环，如环无端。心脉顺上而行，行于头与上肢，若其热化，则热势上冲口咽，口咽者，热之出路也；若其寒化，则上肢寒而手冷，甚则寒气过肘，谓之四逆。故少阴之病，上病在心，下病在肾。因生化最旺者少阴心，产热最多，且心所处之地狭小，故心之病有热化，亦有寒化。肾之所在腹，其空间大，借心热下行而成。若生化过旺而相火不藏，则热易散出，故少阴肾之病无热化，只有寒化。少阴之病，在于心肾不交，心热不达肾中，腹中寒之故也。少阴脉微细，心肾力不足，欲寐但虚火扰动心神而难眠。

295.少阴病，欲吐不吐，心烦，但欲寐，五六日，自利而渴者，属少阴也，虚，故饮水自救；若小便色白者，少阴病形悉具。小便白者，以下焦虚，有寒，不能制水，故令色白也。

紫极曰：人身生理内景，心火波动而成动力循环之始，如环无端，心外心包，肾间小心，命门是也，心肾由心包命门相系，其通道为精路，三焦网膜是也。心肾相交有脉直通，心神之火点燃后天之精，形成心火波动，其热力下行入于小肠，小肠之热在腹，为生化之环境。如是心肾相交，互为影响。

若少阴病，心肾之间道路形变，心火下行于小肠之力不足，小肠热力不够，命门寒。而心火生化多余之热，必炎上，虚火上冲之欲吐而无物可吐，故心烦。心肾不交故但欲寐，因心火炎上却寐之不得。至五六日而经至少阴，火炎上而渴，寒在下而自利，此少阴证也。

太阴自利而不渴，因心火不炎也，主责在饮。少阴自利而渴者，因心肾不交，心火不得下达于小肠而肾中寒，心火自炎也。火炎在上，欲饮水自救，故渴。小便色白者，命门无火也。此少阴病形悉具。人身常态，心肾常自交，自交之态，心火达于小肠为命门生化之环境，命门生化达于心中，为心火化生之源。今心肾不交，小肠寒，不能制水，故小便色白也。小便之生成，浊液达于肾中，因小肠之热而气化，水自河车之道入于脑中。其浊者，入于膀胱，膀胱者，气化乃能出也。其常者，膀胱内为水气。因小肠热而气化，膀胱内压力大增，小便之时，浊溺直射而出。若小肠热力不足，膀胱不气化，则水为液非为气，微有小便便有尿意，常滴少而流出，因溺水无压力之射也。故少阴之证，责之在小肠无火，其因在心不移热于小肠，心肾交通玄府管道形变。

296.病人脉阴阳俱紧，反汗出者，亡阳也；此属少阴，法当咽痛，而复吐、利。

曰：阳脉紧外伤于寒，阴脉紧内有陈寒，因内有寒，复感伤寒，此少阴体质，玄府闭郁热不得出，内陈寒郁热不得移于小肠，必上冲于咽喉，此少阴咽痛。郁热蕴集而冲破玄府则反汗出，内有阴寒之气结，外汗出阳气散，此为亡阳也。因内寒故，火炎上则吐，寒下则利。

297.少阴病，咳而下利，谵语者，被火气劫故也，小便必难，以强责少阴汗也。

曰：少阴病阴寒在内，阳热在外，若因火劫，则汗出徒伤其津，而内阴寒不去，此少阴在内，不当汗法之戒。伤其津则肺中液亏，喉中发痒而咳。阴寒在内而下利。火动阳明则谵语。火劫津液亏，小便无源，其必难。此坏病也。

298.少阴病，脉细沉数，病为在里，不可发汗。

曰：脉沉在里，细为陈寒，数为虚热，其病在内，在内者，不可以发汗，当用温法，此上条之戒。

299.少阴病，脉微，不可发汗，亡阳故也；阳已虚，尺脉弱涩者，复不可下之。

曰：病在表者汗而解之，病在里者，可温可下。今脉微，阳气不足，若复发汗，则汗出亡阳，此为一禁。尺脉弱涩者，精气不足也，亦不可下之，此一禁也。

300.少阴病，脉紧，至七八日，自下利，胸暴烦，手足反温，脉紧反去者，为欲解也，虽烦，下利，必自愈。

紫极曰：太阳证欲解有津复而战汗，少阴病欲解胸暴烦而后手足温。少阴脉紧，寒也，七八日则经传一周，若体质可自复，则胸中暴烦，此阳气蓄能已久，欲冲开形变之势，导而下行而未行，阴阳交战在心下未通之时，阳胜而阴去，必自下利，阳气复则手足自温，脉紧而去。此少阴自愈之候。

301.少阴病，下利，恶寒而蜷卧，若利自止，手足温者，可治。

紫极曰：少阴者阴寒，阳复出愈。下利恶寒而蜷卧，若阴阳相战而逼寒外行下利者，利止而阳复，手足温者，此则自愈，亦可温而治之。若阴寒盛极而下利者，则为难治。

302.少阴病，恶寒而蜷，时自烦，欲去衣被者，可治。

紫极曰：少阴证具，阳复而愈，上条言自利而手足温，此阳回头之候。此条言虽恶寒而蜷卧，时自烦，此阳气欲自复，阳复而热时，则欲去衣被，此可治也。若阴阳相敌，时自烦欲去衣被，时恶寒而蜷，此少阴行走于少阳，病欲复也。

303.少阴中风，脉阳微阴浮者，为欲愈。

紫极曰：中风者，内有相火不藏之轻证，本少阴微虚，伤寒则传于少阴，心火上炎相火生，阴脉浮者，肾气恢复，阳脉微者，相火藏，此为欲愈。

304. 少阴病，欲解时，从子至寅上。

紫极曰：子时一阳生，寅时少阳起，子至寅上，阳气初动，天人相应，欲解时待阳气复回。

305. 少阴病，吐、利，手足不逆冷，反发热者，不死；脉不至者，灸少阴七壮。

紫极曰：少阴病在心肾，心火在上，肾寒在下，火冲则吐，寒泄则利，阴阳分离者死。手足者，四末也，阴阳相贯也，若手足不逆冷，反发热者，则阴阳仍未全离，不为死证，反之则死。当灸少阴，补下元火，则肾与心交，心火自伏。

306. 少阴病，八九日，一身手足尽热者，若热在膀胱，必便脓血也。

紫极曰：少阴病，脉微细，但欲寐，八九日，少阴过经一周，若手足尽热者，阴阳相贯而不离，不当死。若便带脓血，则为少阴热化，热在膀胱也。当去其血证，小便利者，抵当汤，不利者，桃桂承气汤。

307. 少阴病，但厥，无汗，而强发之，必动其血，未知从何道出，或从口鼻，或从目出，是名下厥上竭，为难治。

紫极曰：厥者，手足冷而过肘膝也。少阴病，脉微细，其因内寒，阴阳相离，但欲寐，身而无汗，若以为病在表而强责其汗，则必动阳气之血，阳者在表，血动而外出，从七窍而出，此谓竭。下厥上竭，为难治。

308. 少阴病，恶寒，身蜷而利，手足逆冷者，不治。

紫极曰：少阴恶寒，里寒及外，内外皆冷，心火生化已弱，身蜷曲，寒胜则利，手足厥冷，此阳去而阴独存，为不治。以待时日。

309. 少阴病，吐、利，躁、烦，四逆者，死。

紫极曰：少阴病，火欲上离则吐，寒欲下行则利，手足四逆，躁动而烦，此阳欲离之征，死。

310. 少阴病，下利不止，而头眩时时自冒者，死。

紫极曰：少阴寒胜而下利不止，头为精府，精不得上承而时时眩冒，此精尽也，为死证。

311. 少阴病，四逆，恶寒而身蜷，脉不至，不烦而躁者，死。

紫极曰：少阴病四逆，恶寒身蜷，此寒胜也。脉不至者不烦，心火尽也，躁动不安者，阳欲离也，死证。

312. 少阴病，六七日，息高者，死。

紫极曰：肾主纳气，肺主呼气，息高者，吸短而吐也，不及入胸中，死证。肾主液，液行之常，则肺叶张而息深，若液为水饮聚于胸中，肺叶不得张则息高。

313. 少阴病，脉微细而沉，但欲寐，汗出不烦，自欲吐，至五六日，自利，复躁不得卧寐者，死。

紫极曰：少阴病脉微细为寒，沉为在里，里寒胜。但欲寐而不欲动，阳气欲外散则汗自出而不烦，此晕迷之证。胃气绝而欲吐，五六日经气至阴，寒气大胜而自利，此谓清肠，躁动不安欲亡阳，不得卧寐，阳气离也，死。

314. 少阴病，始得之，反发热，脉沉者，麻黄细辛附子汤主之。

紫极曰：少阴体质，内伏寒邪，太阳伤寒，玄府闭阖，蓄能内传，太少相感，太阳郁热，直传少阴，为始得少阴之证，脉沉者，里寒之久也，发热者，太阳未罢也，以温里交通内外，开表以散邪。麻黄细辛附子汤主之。

麻黄细辛附子汤方

　　麻黄二两（去节）　　细辛二两　　附子一枚（炮，去皮，破八片）

　　上三味，以水一斗，先煮麻黄，减二升，去上沫，内诸药，煮取三升，去滓，温服一升，日三服。

紫极曰：麻黄中空利水，通利阳窍。细辛根须长，可化寒湿之水以利之，交通内外。附子去寒，又可固表。以麻黄之用，邪偏于少阴则利水，偏于太阳则汗出；附子之用，邪偏于少阴则去寒，偏于太阳则固阳；细辛去表里之间寒湿之水。此方之用，在表多者可以汗出而解，在里多者可以自便而解。妙方也。凡发热脉沉但欲寐者，皆可用之。

315. 少阴病，得之二三日，麻黄附子甘草汤微发其汗，以二三日无里证，故微发其汗也。

紫极曰：少阴证得之二三日，仍脉沉欲寐无多变化，因已郁热二三日，此时里寒不甚重，当在表微发其汗，在里温而解之，麻黄附子甘草汤主之。

麻黄附子甘草汤方

　　麻黄二两（去节）　甘草二两（炙）　附子一枚（炮，去皮，破八片）

　　上三味，以水七升，先煮麻黄一两沸，去上沫，内诸药，煮取三升，去滓，温服一升，日三服。

紫极曰：里不甚寒，表亦不重，少阴病得之二三日无所变化，以麻黄甘草汤微发其汗，附子甘草汤微温其里，表里同解，此方之用也。

316.少阴病，得之二三日以上，，心中烦，不得卧者，黄连阿胶汤主之。

紫极曰：少阴病因心肾不得相交，火本当下行，肾水可温，水本当上承而上火当凉，今水火不交通，少阴之病可因心火胜而热化，亦可因肾水胜而寒化。少阴病得之二三日，经气至太阳阳明，正气激荡而热化，心火炎上而烦不得卧，此为少阴热化虚烦证。心火不降则小肠不温，当以滋养其心阴，借心火热势导心火下行，降其心火则小肠热，肾阳方可生化。凡少阴证见心烦口渴不得眠，皆可用之。

黄连阿胶汤方

　　黄连四两　黄芩二两　芍药二两　鸡子黄二枚　阿胶三两（一云三挺）

　　上五味，以水六升，先煮三物，取二升，去滓，内胶烊尽，小冷，内鸡子黄，搅令相得，温服七合，日三服。

紫极曰：蛋清者天，蛋黄者地，天包在外，地悬浮于中，用蛋黄者，补阴之液，当待药温而生用，不可乘热汤而入，否则成蛋花。蛋花之用，泛阴中沉渣于外，清阴中炽毒而消之。黄连导心火下行于肠，久用黄连则胃肠热燥生，可止泄利。黄芩清上焦余火，芍药收浮游相火，心火下行于小肠而肾中寒气可除，肾阳得补。养心阴者以鸡子黄阿胶。心火移于小肠必用黄连。

317. 少阴病，得之一二日，口中和，其背微恶寒者，当灸之。

紫极曰：少阴病得之一二日，经气在少阴厥阴，口中和而未化火，其背微恶寒者，阳气不盛，当以火灸，以助阳气，热力透背，心肾相交。凡灸者必口中和，若口渴则津亏，用灸者为火劫。

318. 少阴病，身体痛，手足寒，骨节痛，脉沉者，附子汤主之。

紫极曰：头痛身痛骨节痛，发热脉浮紧者，太阳麻黄汤。身痛骨节痛，手足寒逆脉沉者，少阴附子汤证。浮为在表，沉为在里，寒主收引，束缚其筋骨之势则痛，里寒则阳气不得伸展，不得达于四末则手足寒，当以温里，附子汤主之。

附子汤方

附子二枚（炮，去皮，破八片）　茯苓三两　人参二两　白术四两　芍药三两

上五味，以水八升，煮取三升，去滓，温服一升，日三服。

紫极曰：生附子破沉阴之结聚，炮附子补阳气以实表；茯苓利水而补土，白术补土而利水；人参养气，白芍养血。此方以炮附为君，补阳气以达于四末，阴寒常与饮结，茯苓

白术健土利水，参芍护其阴，使气血粮草充而补之。阳气生寒水去，气血得补，则少阴证除。

319. 少阴病，下利便脓血者，桃花汤主之。

紫极曰：少阴心肾两极，心火热化黄连阿胶汤，肾水寒化则下利不止，下利而肠液随之出，不止则肠液随之出尽而无物可出，当便脓血，其脓者，肠内膜也，其血者，内膜破而血出。当补其肠膜而温其中，桃花汤主之。桃花汤之用，必在少阴脉微细但欲寐者，若无少阴证下利脓血腹痛，里急后重为火者，白头翁汤主之。

桃花汤方

　　赤石脂一斤（一半全用，一半筛末）　干姜一两　粳米一升

　　上三味，以水七升，煮米令熟，去滓，温服七合，内赤石脂末方寸匕，日三服，若一服愈，余勿服。

紫极曰：赤石脂色赤补血止血，其性黏质可修复肠膜，半煮者，与药力相合，使药之温热随石脂而行，半末者，用其质以补肠膜。干姜者温中，随石脂旨而下行，粳米者，补其液，因伤而血出。肠膜复、血止则不复服。利止后，命门已温。

320. 少阴病，二三日至四五日，腹痛，小便不利，下利不止，便脓血者，桃花汤主之。

紫极曰：此条同上，下利不止则伤津，小便无源则无溺，因之肠膜利下而血出，便利脓血也，桃花汤主之。

321. 少阴病，下利便脓血者，可刺。

紫极曰：此下利脓血亦可针刺，但不可灸，因津伤也。可刺天枢。

322. 少阴病，吐剧，手足厥冷，烦躁欲死者，吴茱萸汤主之。

紫极曰：少阴欲吐，吐则胃动，动则生热，吐则伤津，吐之剧，热聚于胸中则烦躁。下焦有寒，寒甚则手足厥冷，心火不得下行交于肾，上下不交通而欲死。当破下阴寒而引心火下行，因吐之故而伤阴，当补其津。

吴茱萸汤方

吴茱萸一升（洗）　人参三两　生姜六两（切）　大枣十二枚（擘）

上四味，以水七升，煮取二升，去滓，温服七合，日三服。

紫极曰：吴茱萸性热味极苦，苦则导热下行，破下阴寒之气，凡中下焦因寒湿而阻，使上焦火不得下行者，皆可用此药破之导之，此导火下行之法，黄连导心火下行于小肠，吴茱萸破下阴而心火自行。因吐剧而伤阴，参姜枣滋之。

323. 少阴病，下利，咽痛，心烦者，猪肤汤主之。

紫极曰：少阴水火分离，寒下行则利，热上冲咽痛，胸中烦。此证唯少阴下利咽痛，无他变证，手足不逆冷，阴阳初离之候，若使阴阳相抟则病可愈，猪肤汤主之。

猪肤汤方

猪肤一斤

上一味，以水一斗，煮取五升，去滓，加白蜜一升，白粉五合，熬香，和令相得，温分六服。

紫极曰：心主火，肾主水，火者热，水者寒，正常生理则心火下行而暖，肾水上行以滋心火，使上不至于炎，下不至于寒。今阴阳初分，腹受寒则下利，下利则伤阴，伤阴则热化，热化则心火上冲，上冲则咽痛，当急以阴阳相抟，止利下则肾阳复，复津液则火不炎。猪肤者，猪皮也，猪者水兽，其为血肉有情，肺气所化生为皮毛，可清金滋阴，阴复则火不上炎，导心火下行。白蜜为蜂口之津化，可滋津液而清心火。白粉者即面粉，小麦经冬至夏而熟，其性为热，又为补益，可止下利。其做法，搅面粉成糊以待用，煮猪皮一斤，去水一半，去皮加蜜，水滚而面糊浇于其中打碎，煮香，其汤微黄即可以服用。亦可此法单煮面粉，谓之面汤，可医寒利。

324. 少阴病，二三日咽痛者，可与甘草汤；不差者，与桔梗汤。

紫极曰：少阴病二日厥阴，三日太阳，其唯现咽痛者，此少阴证之轻证，化火上冲而不足也，可以甘草解之。若未好，可与桔梗汤。此证为少阴热化之轻证，未见寒化之时而用。

甘草汤方

甘草二两

上一味，以水三升，煮取一升半，去滓，温服七合，日二服。

桔梗汤方

桔梗一两　甘草二两

上二味，以水三升，煮取一升，去滓，温分再服。

紫极曰：甘草者国老，其生于土厚之地，色黄味甘为土，土之性缓，可化万物之毒，生甘草之性也；炙甘草则培补脾土以养中气。少阴火化，补土化物以解毒，则病可解。若未愈，吐白痰者，桔梗之用，以排肺中寒饮之格。

325. 少阴病，咽中伤，生疮，不能语言，声不出者，苦酒汤主之。

（紫极）曰：少阴热化之重证者，咽中伤而生疮，不得言语，声哑不出，此热毒也，当化解其毒以出声，苦酒汤主之。

◀ 苦酒汤方 ▶

半夏(洗，破如枣核)十四枚　鸡子一枚(去黄，内上苦酒，着鸡子壳中)

上二味，内半夏，著苦酒中，以鸡子壳置刀环中，安火上，令三沸，去滓，少少含咽之，不差，更作三剂。

（紫极）曰：生半夏封喉，常人误食半夏则喉伤而音不出，当急以生姜解之。半夏之性，去痰饮水湿，可吸水饮之痰入于胃肠之中，若无水饮，则吸正常体液而使喉中肿痛。有痰饮作怪者，半夏可使之聚而去之。常人误食半夏，则正常之液聚于喉中而成水肿，故喉痛而音不出；半夏作汤则过喉而药效方出，不伤于喉。若误食半夏而喉中水肿，则以生姜横行其水，去其肿而毒解。今喉中生疮因毒聚，当以半夏引而去之。鸡子白者，天气也，清热毒；苦酒者，醋也，解毒收敛之性。先以鸡子去黄，余一半蛋白，加苦酒于内，内着半夏破开，因蛋白内有苦酒，火烧则不凝，待其沸而离火，如是者三沸，去半夏，慢慢吞咽过喉，半夏使疮中毒气聚而外出，鸡子清之，苦酒收敛疮口使喉恢复常态而音出。

326. 少阴病，咽中痛，半夏散及汤主之。

紫极曰：少阴毒聚于咽中不得出而为封喉，咽中欲生疮而痛。此中半夏之用与苦酒汤中半夏意同，其与苦酒汤之别者，半夏散证欲生疮而未出，以去毒而发之。苦酒汤已生疮而伤，音不得出，当去毒以苦酒敛之。道者，高者抑之，下者举之。

半夏散及汤方

半夏（洗）　桂枝（去皮）　甘草（炙）

上三味，等分，各别捣筛已，合治之，白饮和服方寸匕，日三服。若不能服散者，以水一升，煎七沸，内散两方寸匕，更煮三沸，下火，令小冷，少少咽之。

紫极曰：桂枝甘草，其性发之，此证咽中痛欲生疮，咽中仍可吞咽，发其毒而以半夏去之。若咽中已生疮，毒已发，咽中不得吞咽，声不得出，以半夏去其毒，复以鸡子苦酒敛愈其喉。半夏当其生用，有病则病受，无病则封喉，不能散服者可作汤，小小咽之。

327. 少阴病，下利，白通汤主之。

紫极曰：少阴水火相离，热化则火上冲责之在心，寒化则水下行责之在肾。少阴病下利，寒化也，当以温肾，白通汤主之。

白通汤方

葱白四茎　干姜一两　附子一枚（生，去皮，破八片）

上三味，以水三升，煮取一升，去滓，分温再服。

紫极曰：葱白交通阴阳，干姜附子暖命门，命门火焙使葱白交通心肾，心火下移于小肠则生。不用甘草者，因急救去缓之性。

328. 少阴病，下利，脉微者，与白通汤。利不止，厥逆无脉，干呕烦者，白通加猪胆汁汤主之。服汤，脉暴出者死，微续者生。

（紫极）曰：少阴寒化，小肠不温，命门火力不足，当下利，脉微欲绝，当以白通汤交通心肾，复命门之火，心肾相交，使心移热于小肠，而使天机自动。若服汤已，利仍不止，而四肢厥冷，脉不回，干呕心烦者，此阴阳欲离难生之兆，当假其寒而用，寒因寒用，服后脉缓缓出者则生，若暴出则人亡。

◢白通加猪胆汁汤方▷

葱白四茎　干姜一两　附子一枚（生，去皮，破八片）　人尿五合　猪胆汁一合

上五味，以水三升，煮取一升，去滓，内胆汁、人尿，和令相得，分温再服。若无胆亦可用。

（紫极）曰：命门火亏之甚，以至于厥逆，阴阳欲离，阳在上欲亡，阴在下欲脱，若强用其火补，则更使其相离，当以星火燎原、微风轻抚之法救治。胆汁者寒，寒因寒用，干姜附子之热借胆汁之寒，缓缓生热。人尿者，其为代谢排出体外之物，其性下行，干姜附子借其力而直达命门，使热续生。若服后脉暴出，亡阳也，不得生，脉缓出者生。火在上而呕，若不加胆汁人尿，则药入口即吐，更催人命。

329. 少阴病二三日不已，至四五日，腹痛，小便不利，四肢沉重疼痛，自下利者，此为有水气，其人或咳，或小便利，或下利，或呕者，真武汤主之。

紫极曰：少阴病二三日未已，正气过太阳阳明，四五日，正气过少阳太阴，若太阴湿盛，少阴之寒杂太阴之湿而现寒湿之证，腹痛者太阴，小便不利自下利者，此寒饮之聚，水气自大便而出，四肢沉重疼痛不举者，阳气不得四布，此皆为水气。真武者，北方水神，以治寒水。寒饮之证，其兼证或咳，或小便利，或下利，或呕等。

真武汤方

茯苓三两　芍药三两　白术二两　生姜三两（切）　附子一枚（炮，去皮，破八片）

上五味，以水八升，煮取三升，去滓，温服七合，日三服。若咳者，加五味子半升，细辛一两，干姜一两。若小便利者，去茯苓。若下利者，去芍药，加干姜二两。若呕者，去附子，加生姜，足前为半斤。

紫极曰：茯苓，白芍，白术，此谓三白汤，茯苓去水以补土，白术补土以治水，芍药敛相火利小便。三者相用，湿气之治。附子补阳，生姜化饮，五物相合则治寒湿水饮。若水气聚于肺则咳，加咳三味：干姜、细辛、辽五味。若小便利，水有出路，去茯苓之利。若下利自甚，去芍药酸苦涌泄，加干姜以温中。若呕者，水气聚于心下郁火，去附子之热，更加生姜以化饮。

330.少阴病，下利清谷，里寒外热，手足厥逆，脉微欲绝，身反不恶寒，其人面色赤，或腹痛，或干呕，或咽痛，或利止，脉不出者，通脉四逆汤主之。

紫极曰：少阴寒化之证，命门火虚，阴不得守阳而相离欲亡，此谓亡阳。亡阳之证，里寒外热，四肢厥逆，脉微欲绝，下利清谷。其内寒而外热，真寒假热之证，反不恶寒。其或两颧以赤，阴阳不交，亡阳不守欲脱之象，或里寒收引腹中痛，或水饮上停而干呕，或阳上冲而咽痛，或无物可下而利止，脉仍不出以通脉四逆汤主之。通脉四逆为四逆之倍干姜，强温中土，伏火守阳之象。

◎ 通脉四逆汤方 ◎

甘草二两（炙）　　附子大者一枚（生用，去皮，破八片）　　干姜三两，强人可四两

上三味，以水三升，煮取一升二合，去滓，分温再服，其脉即出者愈。面赤色者，加葱九茎。腹中痛者，去葱加芍药二两。呕者，加生姜二两。咽痛者，去芍药加桔梗一两。利止脉不出者，去桔梗加人参二两。病皆与方相应者，乃服之。

紫极曰：四逆倍干姜，强温中土，以伏中阳，腹中温而脉出，阴阳相续则愈。所谓通脉者，强温之意。面赤者阳欲亡，加葱茎以交通水火。寒主收引而腹痛，加芍药以缓急。停饮而干呕，加生姜以去饮。火上冲而咽痛，加桔梗以散火。无物可下而利止，虚之甚也，加人参滋阴。此方证之意，药证相加减乃服之。

331. 少阴病，四逆，其人或咳，或悸，或小便不利，或腹中痛，或泄利下重者，四逆散主之。

紫极曰：少阴本为血脉之病，其在阴阳心肾不交，下寒上热之证。阳不得四布而四逆，火冲于上则咽痛。肾者水，心者火，水火相交融，其根于木，水木火相生之意。少阴病轻证之时，现四逆，其人或咳或悸或小便不利或腹中痛或泄利下重者，通木调候水火即可交融。此四逆散之意也。

四逆散方

甘草（炙）　　枳实（破，水渍，炙干）　　柴胡　　芍药

上四味，各十分，捣筛，白饮和服方寸匕，日三服。咳者，加五味子、干姜各五分，并主下利。悸者，加桂枝五分。小便不利者，加茯苓五分。腹中痛者，加附子一枚，炮令坼。泄利下重者，先以水五升，煮薤白三升，煮取三升，去滓，以散三方寸匕，内汤中，煮取一升半，分温再服。

紫极曰：柴胡推陈致新，去三焦水饮，使浊物推入胃肠；芍药敛相火而缓急，与柴胡相配，一推一敛；枳实通利五门，宽利管道；炙甘草培中土。如是陈物除，新物生，管道通，中土兴，则自然阴阳相和合，四逆而除。

332. 少阴病，下利六七日，小便不利，咳而呕，渴，心烦不得眠者，猪苓汤主之。

紫极曰：少阴病下利，六七日不止，津液脱也，而小便不利者，水走大便也。咳而呕，水热互结之饮在。渴者津亏，烦者热结，而不得眠。此水热互结，于肠道直泻，泻而热不解，津液伤。当去水热之结，热饮去而津回，小便得利，下利止而愈。

此分流小便之方法。

◖猪苓汤方◗

猪苓（去皮）　茯苓　泽泻　阿胶　滑石（碎）各一两

上五味，以水四升，先煮四味，取二升，去滓，内阿胶烊消，温服七合，日三服。

紫极曰：泽泻猪苓茯苓去水饮，阿胶补新津，滑石性滑通利水窍。小水窍开而水热得去，新津得补则愈。有小水不利，大便下利者，现咳呕渴烦之证，皆可用此方。

333. 少阴病，得之二三日，口燥咽干者，急下之，宜大承气汤。

紫极曰：少阴病水火，有水火相离者，上热下寒，有寒化者四逆下利，亦有热化者燥干。若少阴热燥化，不大便，当急下存阴，宜大承气汤，热散则阴存而愈。

334. 少阴病，自利清水，色纯青，心下必痛，口干燥者，急下之，宜大承气汤。

紫极曰：少阴热燥化便秘者，大便不通，或下利清水，心下痛，口干燥现阳证者，此因热燥相结便秘于一团不得下，因有便在，时时欲下利，因便秘结，而不得下。肠中之水自秘便之侧而出，下利清水，此当急下，大承气汤主之。

335. 少阴病，六七日腹胀不大便者，急下之，宜大承气汤。

紫极曰：少阴热化现承气之证，急下之，大承气汤主之。

336. 少阴病，脉沉者，急温之，宜四逆汤。

紫极曰：少阴寒化脉沉，现阴证者，急当温之，四逆汤主之。

337. 少阴病，饮食入口则吐，心中温温，欲吐复不能吐，始得之，手足寒，脉弦迟者，此胸中饮实，不可下也，当吐之；若膈上有寒，干呕者，不可吐也，当温之，宜四逆汤。

紫极曰：少阴寒结于心下，饮实也，噎病之类，饮食入口则吐，胃中嘈杂无物欲吐而不得，手足寒，脉弦迟者寒饮之象，当吐之。若唯干呕，四逆，此膈上寒气，胃中有寒，不可吐，以四逆汤温之。

338. 少阴病，下利，脉微涩，呕而汗出，必数更衣，反少者，当温其上，灸之。

紫极曰：少阴下利而呕，此寒在中；脉微涩，此应证；呕而汗出，虚。数更衣而便少，此阳气不足也，阴欲下脱，当灸之。关元神阙以神，下利甚，灸百会。

辨厥阴病脉证并治法

紫极曰　太阳为津汗阳明为胃肠少

阳为三焦油膜太阴为体液少阴为

血脉厥阴为精路其汗津胃肠三焦

油膜皆属阳体液血脉精路皆属阴

腐入精路危在旦夕

曰：太阳为津汗，阳明为胃肠，少阳为三焦油膜，太阴为体液，少阴为血脉，厥阴为精路。其汗津胃肠三焦油膜皆属阳，体液血脉精路皆属阴。病入精路，危在旦夕。饮食入胃，散精于肝，肝为精路之头，精入于心包，化为五脏之藏精，肝心包者，厥阴也。心包为命门之南极，二者同属一经。厥阴者，阴之尽也，厥回则生，逆入则死，可不慎乎！

饮食入胃，散精于肝。食物之中，其精分作二，一为营气，一为精气。精气司生殖，营气司热力。食物先于肝中生化，分化出精气与营气两类，精气谓之清气，营气谓之浊气，同时产生残渣，谓之胆汁。清气入于心包玄府，分藏于五脏之中。浊气归心，运行血脉之中，营化卫产生热力，司人之生命活动。

五脏之精亦可汇聚于心包，与乳房相通，乳房者，精房也。五脏之精顺精路下行，入于精宫生化，精宫者，女之胞宫，男子前列腺处。精宫生化之气，分路有三。一入精室，精室者，女子卵巢，男子睾丸是也。气入精室，以养生殖后天之精，使精成熟，而可生育。其二者，出会阴，入于冲脉，前行于任，后行于督，统全身十二经络，运行者，真气也。其三者，入于下丹田中，后出命门，行河车之路，上以养神。

厥阴之玄府精路已微小不可得见，精之生化为生命最初动力之源，若精路玄府因受寒而形变，则精路不通，精气逆于他处，而生大病。若形变太过，以致精路不通，则死矣！此厥阴之病速发危证之原因耳。

厥阴玄府气机若虚，因太阳玄府受寒而蓄能，至六日而能量加于厥阴玄府道路之上，厥阴不通，精不得生化，则人现四逆之寒证，谓之厥逆。郁热之后，若厥阴玄府因之而开，不得下行之蓄积之精则顺精路下行，量大而速，精气燃烧太过，此时大量热气产生，人便发热，谓之厥回。故厥阴之病，亦有热化与寒化两端。

339. 厥阴之为病，消渴，气上撞心，心中疼热，饥而不欲食，食则吐蚘，下之，利不止。

紫极曰：厥阴之为病，精路不畅通，水火相分离，腹中寒而口中渴，饮不得化为身体正常水精，喝而不解渴，水自小便而出，此谓消渴。精气停滞在上燃烧，火上冲于心，胃中热痛而气上撞于心。饥不欲食责在胃不降，食而不化责在脾不运。腹中寒，胃中嘈杂，虽饥不欲食，食则上吐，所谓吐蛔者也。精气不得入于精宫生化，腹中寒，虫不欲入于腹中，聚于胃口，食之而吐虫也。因寒湿故腹中胀，不可下，下之则利不止。其水火相离之证更甚于少阴。

340. 厥阴中风，脉微浮，为欲愈；不浮，为未愈。

紫极曰：厥阴病因体质精路不通，精气在心包燃烧，故相火不藏而外感，其人口渴，饮不解渴，此谓厥阴中风，若脉浮，正气犹存，可拒邪于外，精路形变得解，精气自下，为欲愈，若脉不浮，则体内一片寒湿，脉沉不出，正气虚无，为未愈，难治。

341. 厥阴病，欲解时，从丑到卯上。

紫极曰：厥阴之病者，阳气厥回，其于丑寅卯时，为欲解之时。

342. 厥阴病，渴欲饮水者，少少与之，愈。

紫极曰：厥阴热化，若渴欲饮水而可解渴者，可少少与之而愈。厥阴寒证治至厥回而现渴欲饮水之时，病将愈之候。

343. 诸四逆厥者，不可下之，虚家亦然。

紫极曰：虚家不可下，四肢厥逆亦不可以下，虽便不通，亦下法之所禁。不可强攻，攻则死。

344. 伤寒，先厥，后发热而利者，必自止，见厥复利。

紫极曰：素体精路不甚畅通，因感于伤寒，伤寒蓄能传至厥阴，精气不得生化，四肢厥逆，不可与麻黄汤。腹中寒而下利，若发热而厥回，则为阳气复苏，利自止，若复受寒邪而见厥则复利。

345. 伤寒，始发热六日，厥反九日而利；凡厥利者，当不能食，今反能食者，恐为除中。食以索饼，微发热者，知胃气尚在，必愈；恐暴热来出而复去也。后三日脉之，其热续在者，期之旦日夜半愈。所以然者，本发热六日，厥反九日，复发热三日，并前六日，亦为九日，与厥相应，故期至旦日夜半愈。又三日脉之，而脉数，其热不罢者，此为热气有余，必发痈脓也。

紫极曰：厥阴现伤寒发热之证，发热六日，复冷九日而利，因胃中有寒故，当不能食。若厥冷反能食，恐胃阳回光返照，人将近于亡。若厥冷利止而欲食，食以索饼而微热发，此胃气仍在，胃中消磨食物而发热。若索饼者，与面条状易消化之食也。微热三日加前发热六日，以敌厥逆九日，知其热复，可以厥回，其病可愈。若微热不足三日，热不敌寒，虽不死，病仍在。若发热过于三日，其热不罢，此热之太过，精气燃烧过热，而发为痈脓。食后暴热出，恐热后汗出，热随汗去，厥冷而亡。微热续之三日，丑寅卯时而愈。此三六九日者，约数也，阴阳相持之数。

346. 伤寒，脉迟，六七日，而反与黄芩汤彻其热。脉迟为寒，今与黄芩汤，复除其热，腹中应冷，当不能食，今反能食，此为除中，必死。

紫极曰：伤寒而脉迟，虽发热而为内寒，其病在阴，若反与黄芩汤清其热，则寒上加寒，腹中当冷，精路已结，胃气不振当不能食。若反能食，则为除中，回光返照，必死之证。

347. 伤寒，先厥后发热，下利必自止。而反汗出，咽中痛者，其喉为痹。

紫极曰：伤寒先厥逆而利，而后发热，热发则精路形变回复正常，精气可下达精宫生化，命门热而利止。若热发太过而汗出，则厥回之热散于外，为热之太过，咽中痛者，其火上冲喉中而为喉痹。

348. 发热，无汗，利必不自止。若不止，便脓血。便脓血，其喉不痹。

紫极曰：伤寒厥逆而利，若热回而无汗，则热走于下，利若不止，则热冲下而便脓血，此火有出路，从便脓血而出，喉不发痹。若厥回汗出，则热复在上太过，则发喉痹。

349. 伤寒，一二日，至四五日，前厥者，必发热；前厥后热者，必厥深热亦深，厥微者热亦微。厥热应下之，而反汗者，必口伤烂赤。

紫极曰：太阳伤寒一二日至四五日，正气过厥阴，若厥阴经气虚，蓄能传厥阴玄府精路则病厥阴。厥阴在精路，伤寒而厥冷，至厥阴经而发热之时，精路形变恢复，精气自可生化，而必发热。厥之程度与精路形变有关，道路愈不通，则厥逆愈深，心包中聚之精气愈多。待精路通畅之时，精气得生化，精气多则生化产热多，故厥深热亦深。若厥微，虽精路玄府有形变，但仍有少量精气下行，心包所聚精气不多，故等精路通时，精气下行生化则热亦微。厥后而热，热若在内，则便脓血，用下法去其热。若反有汗出，则热散于外，其人必口伤烂赤。

350. 伤寒病，厥五日，热亦五日，设六日当复厥，不厥者自愈。厥终不过五日，以热五日，故知自愈。

紫极曰：厥在精路，精者，人身之本也，精路不通，厥则冷逆，精路通时，厥回则热。若伤寒先厥五日，后厥回五日而热，六日不复厥，为不复受寒，精路畅通，病愈也。若复厥，则精路复受寒而未通，故知未愈也。正气行周天而厥未愈，病甚也。

351. 凡厥者，阴阳气不相顺接，便为厥。厥者，手足逆冷是也。

紫极曰：厥阴精路，人身之本，阴阳常相守不得相离，若阴阳气不相顺接，则为厥。厥阴顺接太阳，不接则厥逆，顺接则厥回，厥逆则手足逆冷，厥回则热出。精宫生化出会阴行于经络者谓之真气，为营化卫之导火。若真气不足，则营不化卫，热之不生，故手足以厥。先厥后热，复不厥者，阴阳相顺也，故知自愈。先厥后热而热不退者，热之总数多于厥数者，愈也，若厥逆不回者亡。

352. 伤寒，脉微而厥，至七八日，肤冷，其人躁，无暂安时者，此为藏厥。

紫极曰：伤寒脉微而厥逆，至七八日厥不回，四逆肤冷，人现烦躁，阳欲离也，此为藏厥，藏厥者死。真气出冲脉之海，行于任通于藏，行于督通于四肢。若其人脉微而厥者已七八日，真气不足以生化之用。真气之用，首当入任脉而生化五脏，有余者入督脉生化外阳。今已肤冷，而唯藏器之星点生化，内脏皆寒，其人发躁，此死证之藏厥也。

353. 非若蛔厥也，蛔厥者，其人常自吐蛔，今病者静，而复时烦，此为蛔厥。蛔上入膈，故烦。须臾复止。得食而呕又烦者，蛔闻食臭出，其人当吐蛔也。蛔厥者，乌梅丸主之，又主久利。

紫极曰：蛔厥之证，四肢逆冷，时心烦痛绞，时而安静，常自吐蛔。蛔为虫证，生于胃肠之中，喜热而恶寒。若腹中常寒，蛔不喜也，必上行入胃，闻食而上争抢，气上撞心，必心中烦疼，食已而退，病者反静。蛔得酸则静，得辛则伏，得苦则下，得甘则上。蛔厥者，乌梅丸主之。

乌梅丸方

乌梅三百枚　细辛六两　干姜十两　黄连十六两　附子六两（炮，去皮）　当归四两　黄蘗六两　桂枝六两（去皮）　人参六

両　蜀椒四两（出汗）

上十味，异捣筛，合治之。以苦酒渍乌梅一宿，去核，蒸之五斗米下，饭熟捣成泥，和药令相得，内白中，与蜜杵二千下，丸如梧桐子大，先食、饮服十丸，日三服。稍加至二十丸，禁生冷、滑物、臭食等。

紫极曰：乌梅极酸，复以苦酒渍之，与米同蒸，捣烂成泥。细辛干姜附子蜀椒皆辛热，黄连黄柏则极苦。以人参当归气血双补，以补不足。同蜜杵为丸。蛔得米蜜之甘香而食，食已得酸而静，得辛而伏，得苦而下，下至直肠而可排出。此驱蛔之药。又久利则滑泄，以酸敛之，以辛温之，以苦坚之，以参归养之，久利可愈。姜附辛极热，可生化精路，使精气得下，腹中可热。

354. 伤寒，热少，厥微，指头寒，默默不欲食，烦躁，数日小便利色白者，此热除也；欲得食，其病为愈；若厥多而呕，胸胁烦满者，其后必便血。

紫极曰：厥阴伤寒，厥深热愈深，厥微热亦微。今伤寒厥微，指头寒，则热少。火郁在中而烦躁不欲食，小便微黄，数日小便色白者，此内热除尽，因厥微而热微，郁热易除也。其欲得食，此为愈。若厥深则热深，热聚于中而呕，胸胁热蒸而烦满者，肠烂而便血。

355. 病者手足厥冷，言我不结胸，小腹满，按之痛者，此冷结在膀胱关元也。

紫极曰：素体寒质，手足厥冷，而言小腹满，按之痛，此寒结在腹不在胸，冷结于关元。当温灸之。

356.伤寒发热四日，厥反三日，复热四日，厥少热多，其病当愈。四日至七日，热不除者，其后必便脓血。

紫极曰：厥阴阴阳不相顺接，热透发四日，热去生内寒，复厥逆三日，再复热发四日，此热多而寒少，病当愈。若热势不减而不除者，此为过，后便脓血。

357.伤寒厥四日，热反三日，复厥五日，其病为进。寒多热少，阳气退，故为进也。

紫极曰：热多寒少则为愈，过则热有出路，当便脓血。若热少寒多则为病进，因阳气退故，预后不良。

358.伤寒六七日，脉微，手足厥冷，烦躁，灸厥阴，厥不还者，死。

紫极曰：伤寒六七日正气遍经，脉微厥逆而烦躁，此阳不敌阴，欲亡阳之兆，当灸厥阴，厥阴者心包，厥回者可治，不还者死。

359.伤寒发热，下利，厥逆，躁不得卧者，死。

紫极曰：伤寒发热，阳气于外。下利厥逆，内寒于中，躁烦不得卧者，欲亡阳，死。

360.伤寒，发热，下利至甚，厥不止者，死。

紫极曰：伤寒发热，下利不止，此谓清肠，四肢厥逆不止者，死。

361. 伤寒，六七日下利，又发热，其人汗出不止者，死，有阴无阳故也。

紫极曰：伤寒下利不止，发热汗出不止，其汗如油者，此为亡阳，死。

362. 伤寒，五六日，不结胸，腹濡，脉虚，复厥者，不可下，此为亡血，下之死。

紫极曰：亡血证发热伤寒，不结胸，腹软脉虚，四肢厥逆，不可以攻下，亦不可汗，当温补之。

363. 发热而厥，七日，下利者，为难治。

紫极曰：发热而厥逆，厥而下利，内外皆寒，此为难治。厥深热深而无利，四肢厥逆而下利者，内外皆寒。

364. 伤寒，脉促，手足厥逆者，可灸之。

紫极曰：脉数而忽一止，可复还者为促脉。厥逆脉促，阳气不足补之以脉，因虚故促之，可灸关元气海。

365. 伤寒脉滑而厥者，里有热也，白虎汤主之。

紫极曰：厥而脉滑，此内热炽盛，厥深热亦深。此真热假寒之证，白虎汤清之。

366. 手足厥逆，脉细欲绝者，当归四逆汤主之。

当归四逆汤方

当归三两　桂枝三两（去皮）　芍药三两　细辛三两　甘草二两

（炙）　通草二两　大枣二十五枚（擘）（一法十二枚）

上七味，以水八升，煮取三升，去滓，温服一升，日三服。

367. 若其人内有久寒者，宜当归四逆加吴茱萸生姜汤。

紫极曰：手足厥逆者，四肢发冷，脉细欲绝者，阳气不得布于四末，以当归四逆汤通之。若其人久寒，而有寒根者，当归四逆加吴茱萸生姜汤主之。

当归四逆加吴茱萸生姜汤方

当归三两　芍药三两　甘草二两（炙）　通草二两　桂枝三两（去皮）　细辛三两　生姜半斤（切）　吴茱萸二升　大枣二十五枚（擘）

上九味，以水六升，清酒六升和，煮取五升，去滓，温分五服。

紫极曰：桂枝芍药调和营卫，平衡阴阳，当归者养血通利血脉，细辛起命门之阳，通草通百脉之末，炙草大枣补其津液。其桂枝汤不用生姜者，因无久寒水饮之证，唯须通和阴阳于经络即可。加吴茱萸生姜汤者，因内有久寒而成寒湿水饮，其人或呕逆或下利，指头鱼际青，以吴茱萸温之，生姜发散寒饮。

368. 大汗出，热不去，四肢痛而拘急，又下利，厥逆而恶寒者，四逆汤主之。

紫极曰：汗出热不解，若无下利而厥逆者，白虎壮热之证。今虽汗出，而四肢厥逆下利者，里寒盛，真寒假热之证，阴阳相离，阳出于表欲离守，阴伤阳欲亡，四肢痛而抽筋，四逆汤主之，急回其阳。

369.病人手足厥冷,脉乍紧者,邪结在胸中,心下满而烦,饥不能食者，病在胸中，当须吐之，宜瓜蒂散。

紫极曰：胸中满烦，饥不能食，此病在胸中邪结，上焦堵塞，阴阳不得相顺，亦厥阴之候，手足厥冷，脉时紧时松，当吐之而宜，瓜蒂散主之。

瓜蒂散方

瓜蒂一分（熬黄） 赤小豆一分

上二味，各别捣筛，为散已，合治之，取一钱匕。以香豉一合，用热汤七合，煮作稀糜，去滓、取汁合散，温顿服之。不吐者，少少加。得快吐乃止。诸亡血虚家，不可与瓜蒂散。

紫极曰：瓜甜而蒂苦，苦者涌泄。赤小豆排痈脓痰饮，香豉顺胃气而不伤。病在上者，取而越之。厥阴之病者，病在精路，阴阳不得顺接，今邪在上焦壅塞，一吐得快。

370.伤寒，厥而心下悸者，宜先治水，当服茯苓甘草汤，却治其厥。不尔，水渍入胃，必作利也。

紫极曰：阴阳不相顺接，四肢厥逆，心下悸动为水气，当强心、去心下之饮，不得单治其厥，饮不去而水渍溜入胃肠而作利下。

茯苓甘草汤方

茯苓二两 桂枝二两（去皮） 甘草一两（炙） 生姜三两（切）

上四味，以水四升，煮取二升，去滓，分温三服。

紫极曰：因水饮故，阴精不得上承入心，心下有水气则悸动，阴阳不得顺接则厥逆。桂枝甘草强心力，茯苓生姜去水气，水饮去、阴精承、阴阳相顺接则愈。脐下动亦然。

371.伤寒六七日，大下后，寸脉沉而迟，手足厥逆，下部脉不至，咽喉不利，唾脓血，泄利不止者，为难治，麻黄升麻汤主之。

紫极曰：伤寒六七日而不愈，正气过经一周，若大下而不结胸，脉现沉迟而厥逆，尺脉不至，此肝精已伤，阴阳不得相顺。肝中雷火上冲咽喉而唾脓血，腹中寒而下利不止，此为难治。

麻黄升麻汤方

麻黄二两半（去节）　升麻一两一分　当归一两一分　知母十八铢　黄芩十八铢　葳蕤十八铢（一作菖蒲）　芍药六铢　天门冬六铢（去心）　桂枝六铢（去皮）　茯苓六铢　甘草六铢（炙）　石膏六铢（碎，绵裹）　白术六铢　干姜六铢

上十四味，以水一斗，先煮麻黄一两沸，去上沫，内诸药，煮取三升，去滓，分温三服，相去如炊三斗米顷，令尽，汗出愈。

紫极曰：一两二十四铢，汉后为方便故，一两四分之，每谓之一分，一分六铢，此方中有两有分有铢，故知制量非为伤寒原方，为后世所换制。观此条辨，大下后所致诸证，阴阳不相顺接，此伤寒误治坏证，正本不虚，当升提阳气，以接诸阴。麻黄升麻升提诸阳，桂枝白芍调和营卫以接阴阳，白术干姜茯苓甘草治土，石膏知母黄芩清热分，当归葳蕤天冬养阴。大下后阴本亏，阳气下陷，阴阳不相顺接，当升阴提阳使相续，方义可治条例，故知此方非为错误，只是后人为方便故改动。

372. 伤寒四五日，腹中痛，若转气下趋少腹者，此欲自利也。

紫极曰：伤寒四五日，正气过太阴少阴而至厥阴，若腹中痛，则为寒湿下行直趋少腹，必当自利，利后止者愈。若不自止，乌梅丸主之。

373. 伤寒，本自寒下，医复吐、下之，寒格，更逆吐、下，若食入口即吐者，干姜黄芩黄连人参汤主之。

紫极曰：素体寒下，而病伤寒，医者复吐下，至寒气在内，更吐更下，不得饮食，此谓寒格，寒格自寒下而呕，不得饮食，干姜黄芩黄连人参汤主之。

◎干姜黄芩黄连人参汤方◎

干姜　黄芩　黄连　人参各三两

上四味，以水六升，煮取二升，去滓，分温再服。

紫极曰：寒格吐逆不得饮食，四肢厥逆，阴阳不得顺接，以黄连厚肠胃止泻利，干姜温中培土，黄芩清上焦余火，人参滋其阴，使上不吐下不泻，中土得复，气力得补而可愈。

374. 下利，有微热而渴，脉弱者，令自愈。

紫极曰：厥阴厥逆而下利，若微有热则利愈止，现微渴者，少少与之，津液当回，脉弱者，与证相应，必自愈。

375. 下利，脉缓，有微热，汗出，令自愈；设复紧，为未解。

紫极曰：厥阴下利，脉缓微热有微汗，此阳气欲与阴接，当自愈。若脉复紧者，为回风复受寒，未解也。当调和阴阳。

376. 下利，手足厥冷，无脉者，灸之不温，若脉不还，反微喘者，死。

紫极曰：厥阴下利手足四逆，无脉，此内寒之盛也，当灸关元气海神阙。若灸之不温，脉仍不现，现微喘者，此阳欲绝之象，死。

377. 少阴负趺阳者，为顺也。

紫极曰：人但得阳气者生，纯阴者绝。得胃气者生。趺阳，阳明胃脉，其在足背，少阴脉，其在太溪，若趺阳大于少阴则为顺，可生，反之死。诸脉不得独至，必借胃脉，胃者，生气也，其于人身为血出自心后之缓冲，若胃脉绝，则无此缓冲之力，脉直出入，现本脏之脉者死。

378. 下利，寸脉反浮数，尺中自涩者，必清脓血。

紫极曰：寸脉阳，尺脉阴，阳脉浮为热在上，阴脉涩为寒在下，涩者不流畅，命门火寒，上焦热随之而下利便脓血。

379. 下利清谷，不可攻表；汗出，必胀满。

紫极曰：下利清谷，内寒盛，所食则利下。不可发表，发表则动其阳，内更寒。汗出则阴寒生胀满。

380. 下利，脉沉弦者，下重也；脉大者，为未止；脉微弱数者，为欲自止，虽发热，不死。

紫极曰：脉沉在里，脉弦有郁，脉大病进，脉微弱而数者病退，为利欲止，此脉辨。

381. 下利，脉沉而迟，其人面少赤，身有微热，下利清谷者，必郁冒汗出而解，病人必微厥，所以然者，其面戴阳，下虚故也。

紫极曰：脉沉在里，迟而为寒，面色赤，虚阳在上，身有微热，下利清谷，腹中大寒，内寒逼阳外出，必有冒状，冒状者，晕昏之状，若阴阳相顺时，必汗出而解。此为戴阳之证，内寒微厥，两颧以赤，下虚之故。四逆加葱白汤主之。郁冒汗出阴阳相顺者愈。

382. 下利，脉数而渴者，令自愈。设不差，必清脓血，以有热故也。

紫极曰：厥逆下利，厥则利，复热则自止，今脉数而渴者，厥回也，令自愈。或不差者，热复之过也，必便脓血。

383. 下利后，脉绝，手足厥冷，晬时脉还，手足温者生，脉不还者死。

紫极曰：下利脉绝而厥逆，精路不通，阴阳不相顺接欲死之证。晬时者一周时，隔日若脉还手足厥回则生，不还则死。

384. 伤寒，下利日十余行，脉反实者，死。

紫极曰：脉证当相应，下利脉虚，若反实者则死。此阴阳相离，阳气欲脱之象。

385. 下利清谷,里寒外热,汗出而厥者,通脉四逆汤主之。

🔲曰:厥阴下利清谷,内寒而表有热,此真寒假热之证,汗出而四肢厥逆,当急救之,通脉四逆汤主之。

386. 热利下重者,白头翁汤主之。

🔲曰:厥逆下利而厥回,热复之过,下利脓血者,此谓热利下重。以白头翁汤清其热。

◈白头翁汤方◈

白头翁二两　　黄蘗三两　　黄连三两　　秦皮三两

上四味,以水七升,煮取二升,去滓,温服一升。不愈,更服一升。

🔲曰:白头翁苦寒,可清热解毒,以治热复之过而流于大肠之热利。秦皮止泻,黄连厚肠胃,以补肠中热利所伤之膜,黄柏清其下部余热。四药同用,以治里急后重,便痢脓血。热利之治,发热者葛根芩连汤,腹痛者黄芩汤,欲呕者黄连汤。里急下重便脓血者,白头翁汤。

387. 下利,腹胀满,身体疼痛者,先温其里,乃攻其表,温里宜四逆汤,攻表宜桂枝汤。

🔲曰:治法大则,里未和有表证者,先和其里再攻其表,里和有表证者,先解其表不得攻里。下利腹胀满,此里有寒也,身体疼痛而发热者,此外有表,当先温其里以四逆汤,再攻其表以桂枝汤。

388. 下利,欲饮水者,以有热故也,白头翁汤主之。

紫极曰：欲饮水者，为热复之过，热利而下者，白头翁汤主之。

389. 下利，谵语者，有燥矢也，宜大承气汤。

紫极曰：下利谵语，下利为水，此燥屎在肠不得下，水旁流而出，时时下清水，当大承气汤下其燥屎。

390. 下利后，更烦，按之心下濡者，为虚烦也，宜栀子豉汤。

紫极曰：下利胸中虚，水热结在胸，心中烦按之濡，此为虚烦证，栀子豉汤主之。栀子豉汤有久利者禁用，似此条不可。此中下利非为久利，为厥逆之利而后热复利止，心下烦之用。

391. 呕家，有痈脓者，不可治呕，脓尽自愈。

紫极曰：病有来路，亦有去路，呕脓血，此为里中痈脓之破排出体外，不可止呕，呕止脓尽则自愈。

392. 呕而脉弱，小便复利，身有微热，见厥者，难治，四逆汤主之。

紫极曰：呕哕而脉弱，此阳气欲从上出，小便利为不守固，身有微热而厥逆者，亡阳也，为难治，急当救里，四逆汤主之，若小便不禁者死。

393. 干呕，吐涎沫，头痛者，吴茱萸汤主之。

紫极曰：干呕而吐涎沫，此胃寒也，胃中无物而有寒，呕而无物，涎沫而出。头痛者，额中印堂痛，胃寒之故，吴茱萸温之。

394.呕而发热者，小柴胡汤主之。

（紫极）曰：见小柴胡汤证当用是方，但见一证便是，不必悉具。

395.伤寒，大吐大下之，极虚，以其人外气怫郁，发其汗，复极汗出者，复与之水，因得哕，所以然者，胃中寒冷故也。

（紫极）曰：伤寒本当解表，大吐大下后，里极虚而至厥逆，表证未除复发其汗，内更寒，胃寒则不得入，得之水谷便哕，当理其中温里。

396.伤寒，哕而腹满，视其前后，知何部不利，利之即愈。

（紫极）曰：伤寒哕而腹满，此哕因下不通之故，视其前后大小便，知何部不利，利之而哕自止，可愈。

紫極曰 呕吐而利本似厥阴之証然

厥阴之吐利四肢厥逆今呕利而热

热无寒頭痛身疼揮霍之間便致緣

乱是名霍乱此為疫証自极吐下至

无物可吐无物可利身更热热热

397. 问曰：病有霍乱者何？答曰：呕吐而利，名曰霍乱。

398. 问曰：病发热，头痛，身疼，恶寒，吐利者，此属何病？答曰：此名霍乱。自极吐下，又利止，复，更发热也。

紫极曰：呕吐而利，本似厥阴之证，然厥阴之吐利，四肢厥逆。今呕利而发热，恶寒，头痛身疼，挥霍之间，便致缭乱，是名霍乱，此为疫证。自极吐下，至无物可吐，无物可利，身更发热。

病分伤寒与杂病，伤寒自外而感，其病速。杂病自七情而生，或伤寒久不愈，躯体受伤，转为杂病。伤寒之中，分为伤寒、温病、瘟疫三种。伤寒者，太阳外感寒气而玄府蓄能，体内生化正常，玄府闭阖而郁热。温病者，体内功能生化亢奋，生化之热常有余，谓之相火不藏，复太阳外感寒气，玄府闭阖而成。

然疫疠者最为难治，其证状相似，所受皆感。疫疠之病，首当正虚，而外有蛊淫之犯。此之淫，非天地风寒暑湿燥火六气之淫，六气之淫谓之六淫。此疫疠之中实有小虫子作乱，谓之蛊淫。

疫疠之相感，必经天地人三路相感而得。

所谓天者，天气也，蛊虫随大气呼吸，自鼻而入，首感太阴肺，与阳明大肠互为表里，其人多咽痛，痰饮黄绿，或无痰而咳，发热，恶寒，或不恶寒，或喘，等等若干证状，所发不等。其治法在换津液以解毒。

所谓地者，地气也，蛊虫随饮食而行，自口而入，入于阳明胃中，与太阴脾互为表里，其人则呕而利，自欲极吐下，发热，头痛身疼，此霍乱是也。其治法在理中解毒。

所谓人者，人气也，蛊虫随男女而动，自表传入，或接触中于皮肤，或交合中于阴器，表与里相互，可内传血液。今之传染性皮肤病、性病等，皆此类也。其治法在清血解毒。

今霍乱之证，即因地气、饮食之入，伤及脾胃，疫疠是也。

399.伤寒，其脉微涩者，本是霍乱，今是伤寒，却四五日至阴经，上转入阴，必利，本呕，下利者，不可治也。欲似大便而反矢气，仍不利者，属阳明也，便必鞭，十三日愈，所以然者，经尽故也。

紫极曰：脉微者，吐后阳气不足，脉涩者，利后阴气不足，此为霍乱之脉象。复感伤寒而不愈，四五日至太阴少阴，病悉入里，本有吐利，今伤寒又传入其内，雪上加霜，难治。若欲大便而转矢气，知在阳明玄府，由寒转热，阳明燥气生，待津液回，十三日是经传两遍，大便出而愈。

400.下利后，当便鞭，鞭则能食者愈；今反不能食，到后经中颇能食，复过一经能食，过之一日，当愈。不愈者，不属阳明也。

紫极曰：下利之后津液亏损，正气仍在，则大便当硬，若能食，则胃气仍可降下，胃满而肠虚，肠满而胃虚，新食接上旧食之时，大便当出，其人则愈。若不能食，则胃气不降，经一日而能食，则胃气自我恢复，当愈。若过一日仍不能食，此时胃气不降，不在阳明，当责之在肝脾，知犯何逆，以证治之。

401. 恶寒、脉微，而复利，利止，亡血也，四逆加人参汤主之。

◎四逆加人参汤方◎

人参一两　甘草二两（炙）　干姜一两半　附子一枚（生用，去皮，破八片）

上四味，以水三升，煮取一升二合，去滓，分温再服。强人可大附子一枚，干姜三两。

紫极曰：恶寒者，太阳玄府收缩形变，其有表证。脉微者，吐后阳气不足。而复下利者，又损其阴。若利止，当回阳复其津液，四逆加人参汤主之。

402. 霍乱，头痛，发热，身疼痛，热多，欲饮水者，五苓散主之；寒多，不欲饮水者，理中丸主之。

紫极曰：霍乱本为疫证，强人羸瘦皆可感之。吐利之后，因身体强羸不同，或热化，或寒化。热化则欲饮水，身发热，补充津液即可，五苓散主之。若寒化，则身形寒，不欲饮水，当理其中气，理中丸主之。

◎理中丸方◎

人参　甘草（炙）　白术　干姜各三两

上四味，捣筛为末，蜜和为丸，如鸡子黄大，以沸汤数合，和一丸，研碎，温服之。日三服，夜二服，腹中未热，益至三四丸，然不及汤。汤法，以四物，依两数切，用水八升，煮取三升，去滓，温服一升，日三服。

加减法：
若脐上筑者，肾气动也，去术，加桂四两。

吐多者，去术，加生姜三两。

下多者，还用术；悸者，加茯苓二两。

渴欲得水者，加术，足前成四两半。

腹中痛者，加人参，足前成四两半。

寒者，加干姜，足前成四两半。

腹满者，去术，加附子一枚。服汤后如食顷，饮热粥一升许，微自温，勿发揭衣被。

403. 吐利止而身痛不休者，当消息和解其外，宜桂枝汤小和之。

404. 吐利汗出，发热恶寒，四肢拘急，手足厥冷者，四逆汤主之。

405. 既吐且利，小便复利而大汗出，下利清谷，内寒外热，脉微欲绝者，四逆汤主之。

406. 吐已下断，汗出而厥，四肢拘急不解，脉微欲绝者，通脉四逆加猪胆汁汤主之。

通脉四逆加猪胆汁汤方

甘草二两（炙）　干姜三两，强人可四两　附子大者一枚（生，去皮，破八片）　猪胆汁半合

上四味，以水三升，煮取一升二合，去滓，内猪胆汁，分温再服，其脉即来，无猪胆，以羊胆代之。

紫极曰：理中者，理中焦。中焦虚寒乃可理之。以人参补五脏之津，干姜、甘草温其中，白术健脾以行津液。余加减法，相应而用。

407. 吐利发汗，脉平，小烦者，以新虚不胜谷气故也。

辨阴阳易差后劳复病脉证并治法

石膏寒沉带夫而敛相火解肌半更去其寒饮三物合用寒饮去不阻清阳之津外出于阳人参大益五脏甘草补中益气粳米养胃阴麦冬养肺阴

408.伤寒,阴阳易之为病,其人身体重,少气,少腹里急,或引阴中拘挛,热上冲胸,头重不欲举,眼中生花,膝胫拘急者,烧裈散主之。

紫极曰:伤寒未愈,久则郁毒。人身之玄府孔洞,皮肤毛孔,七窍之滓,前后二阴,皆排毒之所。故伤寒郁久,可成疫疬,若自口鼻而出,则飞入大气,他人招感,则疫相缠,此谓天疫。若共食一物,涎液相杂,入于脾胃,以致疫起,此谓地疫。若伤寒之未愈之时,行交接之事,前阴孔窍郁毒,因相交而感,此为人疫。前阴相连精宫命门,交接之疫,直入少腹,其人体重少气,欲小便而不得,少腹拘急,或牵引阴缩抽筋,热上冲胸,眼花目眩,头重耳鸣。前阴者,宗筋之所聚,疫感而膝胫拘急。

此因伤寒郁久成疫交接所得,其伤寒患者,因时日已久郁毒,玄府孔洞皆为之排毒,本乎天者亲上,本乎地者亲下,其前阴所对处,为已排出之毒疫。以此烧裈而服,引毒邪自前阴而出,其病当愈。男用女,女用男,必用交接男妇之物。古时之物自然,皆绵麻所造,烧裈之用,灭活之法,只用其气,即可引毒疫外出。今时多化工之物,当酌情设法而用。

烧裈散方

取妇人中裈近隐处,剪烧灰,以水和服方寸匕,日三服。小便即利,阴头微肿,则愈。妇人病,取男子裈当烧灰。

409.大病差后,劳复者,枳实栀子豉汤主之。若有宿食者,加大黄如博棋子大五六枚。

紫极曰：大病瘥后，因其病大，必郁久伤正，当以静养为先，待气恢复。若因过劳而使相火不藏，则其病当复，以枳实栀子豉汤收其相火，开利五门。若燥气已起，宿食不化，则加大黄推陈致新。

◎ 枳实栀子豉汤方 ◎

枳实三枚（炙）　栀子十四枚（擘）　豉一升（绵裹）

上三味，以清浆水七升，空煮取四升，内枳实、栀子，煮取二升，下豉，更煮五六沸，去滓，温分再服，覆令微似汗。

紫极曰：所谓清浆水，浆水之澄清者也。取麦面揉于水中，待面筋出，余之浆水静置，取其上清者为是用。先煮清浆，去水一半，浓缩和解之用，可清热除烦，滋脾养胃，可使寒凉不伤中焦。

410. 伤寒差已后，更发热者，小柴胡汤主之。脉浮者，以汗解之；脉沉实者，以下解之。

紫极曰：伤寒瘥后，体内或生化不平衡，或余有饮处，致使更发热，以小柴胡而平衡生化，去其饮邪。

411. 大病差后，从腰以下有水气者，牡蛎泽泻散主之。

◎ 牡蛎泽泻散方 ◎

牡蛎（熬）　泽泻　栝蒌根　蜀漆（洗，去腥）　葶苈子（熬）　商陆根（熬）　海藻（洗去咸）以上各等分

上七味，异捣下筛为散，更入白中治之，白饮和服方寸匕。小便利，止后服，日三服。多饮暖水。

紫极曰：大病瘥后，阳气亏损，人身腰上为阳，腰下为阴，大病之后，常留水气在阴而难化，当小便利之而去。牡蛎海藻，皆攻坚化饮之物，蜀漆商陆根，化浊饮陈痰，泽泻葶苈，利水自大小便走，废水去而新津生，以栝蒌根补之。

412. 大病差后，喜睡，久不了了者，胃上有寒，当以丸药温之，宜理中丸。

紫极曰：大病后阳气不足，其人阴盛，卫气在阴，其人则嗜睡。以丸药温中，中焦热，则卫气出于阳，而病得痊愈。

413. 伤寒解后，虚羸少气，气逆欲吐者，竹叶石膏汤主之。

⚘竹叶石膏汤方⚘

竹叶二把　石膏一斤　半夏半升（洗）　麦门冬一升（去心）　人参三两　甘草二两（炙）　粳米半升

上七味，以水一斗，煮取六升，去滓，内粳米，煮米熟，汤成，去米，温服一升，日三服。

紫极曰：大病亏虚，营卫皆不足，津液不足，体内热压不够，其人虚羸少气。生化之热因津液不足而不得及时散出，必冲胃欲吐。以补行津液而治之。竹叶气香质清，善通窍行阳，石膏质沉带尖，可敛相火解肌，半夏去其痰饮，三物合用，痰饮去，不阻清扬之津外出于阳。人参大益五脏，甘草补中益气，粳米养胃阴，麦冬养肺阴，此四物合用，五脏得补，气阴得复。而后行遍周身，虚热得去，其人康复。

414. 病人脉已解，而日暮微烦，以病新差，人强与谷，脾胃气尚弱，不能消谷，故令微烦，损谷则愈。

紫极曰：疾病新瘥，不能消谷，须节制饮食，糜粥自养，勿食坚实难消之物，"宁少食令饥，慎勿饱"。

方剂索引

图书在版编目（CIP）数据

伤寒易玄 / 紫极著 . -- 武汉：长江出版社，2024.9
（医隐）
ISBN 978-7-5492-9424-4

Ⅰ . ①伤… Ⅱ . ①紫… Ⅲ . ①《伤寒论》-研究　Ⅳ . ① R222.29

中国国家版本馆 CIP 数据核字 (2024) 第 075823 号

伤寒易玄
SHANGHANYIXUAN

紫极　著

出版策划：	邱萍　金波	
责任编辑：	邱萍	
装帧设计：	蔡丹　王贝	
出版发行：	长江出版社	
地　　址：	武汉市江岸区解放大道 1863 号	
邮　　编：	430010	
网　　址：	https://www.cjpress.cn	
电　　话：	027-82926557（总编室）	
	027-82926806（市场营销部）	
经　　销：	各地新华书店	
印　　刷：	武汉市首壹印务有限公司	
规　　格：	787mm×1092mm	
开　　本：	16	
印　　张：	14	
字　　数：	160 千字	
版　　次：	2024 年 9 月第 1 版	
印　　次：	2024 年 9 月第 1 次	
书　　号：	ISBN 978-7-5492-9424-4	
定　　价：	68.00 元